TANGNIAOBING SHIWANGMO BINGBIAN
FANGZHI TIXI JIANSHE

糖尿病视网膜病变
防治体系建设

主 编 沈丽君 陈亦棋

主 审 惠延年

天津出版传媒集团

天津科技翻译出版有限公司

图书在版编目（CIP）数据

糖尿病视网膜病变防治体系建设/沈丽君，陈亦棋
主编.—天津：天津科技翻译出版有限公司，2018.1
ISBN 978-7-5433-3789-3

Ⅰ.①糖…　Ⅱ.①沈…　②陈…　Ⅲ.①糖尿病-并发
症-视网膜疾病-防治　Ⅳ.①R587.2②R774.1

中国版本图书馆 CIP 数据核字（2017）第 322739 号

出　　　版：天津科技翻译出版有限公司
出 版 人：刘 庆
地　　　址：天津市南开区白堤路 244 号
邮政编码：300192
电　　　话：022-87894896
传　　　真：022-87895650
网　　　址：www.tsttpc.com
印　　　刷：北京博海升彩色印刷有限公司
发　　　行：全国新华书店
版本记录：890×1240　32 开本　7.25 印张　350 千字
　　　　　　2018 年 1 月第 1 版　2018 年 1 月第 1 次印刷
　　　　　　定价：58.00 元

编者名单

主　编　沈丽君　陈亦棋

主　审　惠延年

图　片　林　丽　王　琳

编　者　(按姓氏汉语拼音顺序排序)

陈立锋　陈亦棋　程　丹　林　丽

毛剑波　佘相均　沈　健　沈丽君

陶继伟　王　琳　吴西施　伍蒙爱

赵士鑫

序　言

第 11 个联合国糖尿病日刚过去,此时国内第一本关于糖尿病视网膜病变防治体系建设的专著出版发行,这真是一件非常值得关注的大事。

糖尿病是一种古老的疾病,又是影响人类健康的现代重大卫生问题。我国对糖尿病的认识很早。在公元前 11 世纪的殷墟甲骨文中,就有相关记载。公元前 4 世纪,《黄帝内经·素问》称之为"消瘅"。汉代医圣张仲景所著《金匮要略》的消渴篇中,对"三多症状"有全面记载,他提出消渴症的肾气丸方,至今仍在沿用。古埃及也是记载"多尿"症很早的国家。18 世纪英国人 William Cullen 等又在"Diabetes"后面加了一个形容词"mellitus",即"糖尿病"。随后发现"甜尿"中的糖是葡萄糖。文献中对糖尿病的并发症也有详细记载。

进入现代,随着人类生活方式的转变,糖尿病已成为世界流行的重要疾病。为了应对其对人类健康的重大威胁,1950 年成立了国际糖尿病联盟(IDF),迄今已在 150 多个国家发展了近 200 个专业组织。它是世界卫生组织(WHO)负责全球糖尿病事务的最高、非政府机构,其使命是促进全球性的糖尿病关护、预防和治疗。WHO 和 IDF 于 1991 年共同发起成立了世界糖尿病日(2006 年更名为联合国糖尿病日),定为每年的 11 月 14 日(纪念胰岛素发现者班廷的诞辰),其宗旨是引起全球对糖尿病的警觉和醒悟。许多国家的糖尿病学会先后颁布或更新了糖尿病的防治指南。

我国已成为世界糖尿病第一大国。据 2007 年调查、2010 年发表的数据,中国糖尿病的患病率已升至 9.7%,患者人数高达 9240 万。而 2010 年调查、2013 年发表的患病率是 11.6%,患者人数达 1.14 亿。糖尿病前期的患者占 50.1%。也就是说,我国不到 10 个成年人中,就有一个糖尿病患者;每两个成年人中,就有一个属于糖尿病前期。而且,2 型糖尿病也有年轻化、低龄化发展的趋势。这是多么严峻的医疗卫生局势!这将会对患者、家庭和社会带来巨大的苦恼和沉重负担。

视网膜病变是糖尿病的严重并发症,可引起视力降低甚至失明。在我国的糖尿病患者中,其发病率约为 25%。由此推算,我国糖尿病视网膜病变患者在 2500 万以上。经调查估计,1/2 以上的糖尿病患者未被告知定期眼科检查,70%的患者未接受规范的眼科治疗,90%具有视网膜激光治疗指征的患者未经治疗。摆在我国眼科工作者面前的治疗任务是极其艰巨的。

人民健康是民族昌盛和国家富强的重要标志。党的十九大号召实施健康中国战略。近年来,国家对糖尿病及其并发症的防治也日渐重视。2017年4月1日,国家卫生和计划生育委员会(卫计委)办公厅发布了关于印发糖尿病视网膜病变分级诊疗服务技术方案的通知。要求做到对糖尿病视网膜病变的早期发现、早期干预,降低群众的疾病负担。

在这样的大形势之下,温州医科大学附属眼视光医院的沈丽君教授从战略思维、医者的初心和使命出发,担当起糖尿病视网膜病变防治的社会责任,带领一批中青年骨干医师,用一年多时间编写了这本《糖尿病视网膜病变防治体系建设》。此书不再是一本单纯的眼科疾病专著,而是涉及该疾病防治的系统工程。很少有眼科专家写出这样的关系到社会、政府管理机构、患者和医师各个方面的书。

该书提供了一套完整、系统的糖尿病视网膜病变筛查防治体系。这个体系以患者为服务对象,以建立眼健康档案信息网络为核心,整合卫生行政、社区卫生服务机构、眼科专业三者的作用,开展疾病的早期筛查、终身随访与治疗。本书内容体现了宣教、社区人员培训、规范诊治和质量监控等工作的重要性和可操作性。掌握和实践这些知识与规范,对深入开展糖尿病视网膜病变的防治工作将起到巨大的推动作用。

我国已进入了走向强国的新时代。随着健康中国战略的实施,对糖尿病及其视网膜病变的防治也将开启新的征程。我相信在这项工作的开展过程中,将会积累更多的经验,促使作者不断完善本书提出的防治体系,尤其在引进人工智能、采用更先进的眼底成像技术或治疗手段、对糖尿病的认识更新的基础上,会取得圆满的防治效果。

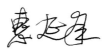

第四军医大学西京医院眼科

2017 年 11 月 18 日

前　言

　　糖尿病视网膜病变的防治是我国当前实施健康中国战略的重大任务之一。我国糖尿病及其并发症患者的数量惊人。据中华医学会眼科学会眼底病学组统计,我国糖尿病患者中糖尿病视网膜病变(diabetic retinopathy,简称DR)的患病率为25%~38%,通俗点说就是3~4个糖尿病患者中就有1个发生了DR。我国目前约有2500万DR患者,每年新增约300万DR患者。DR是50岁以上患者致盲的重要原因。上述数据充分显示了DR影响之广泛和严重。

　　若不能对DR进行有效的管控,它将从影响较轻的非增殖性病变发展至严重影响视力,甚至致盲的增殖性病变。强化血糖、血压及血脂控制,通过筛查早期发现DR病例,定期眼科随访检查,对相应病变给予激光治疗、玻璃体内注射抗血管内皮生长因子(VEGF)药物等治疗,这些都是目前公认的有效控制DR进展的具体措施。

　　我们在30多年临床工作中遇到了大量DR病例,也曾为许多发展到增殖期病变阶段的严重患者执刀手术,对有效防控DR的重要性和任其发展的危害性深有体会。同时也深刻意识到作为医者在有效防控DR中作用的局限性。多年的实践使我们明白,DR的有效防控离不开患者、医疗机构和卫生行政部门的共同重视和参与。

　　我们致力于探索出一种适应于国内患者认知水平、医疗资源分布及卫生行政管理特点的DR有效管控模式。于2013年申报《糖尿病视网膜病变防治模式及视功能保护技术的研究》的课题获得浙江省科技计划项目(重大科技专项重大社会发展项目)立项。在杭州市江干区卫计委支持下,将自主开发的以"糖尿病患者眼健康档案信息网络"为核心的DR筛查防治模式应用于江干区闸弄口、四季青、彭埠、九堡及凯旋等社区卫生服务中心管辖范围内的糖尿病患者。目前周均DR远程会诊例数超100例,而且随着进一步铺开数量仍会上升。在视觉健康这一共同目标下,充分发挥患者、医疗机构及卫生行政部门的作用,充分发挥互联网的沟通、交流、监控作用,由此形成了一整套可实际应用的新的DR筛查防治体系。

本书就是上述实践中成功经验的总结。本书将对这套新的 DR 筛查防治体系做系统、完整的介绍。另有全科医师的眼科教学、DR 基础知识和糖尿病保健知识三部分附录内容，作为引申内容供感兴趣的读者参阅。据我们了解，国内目前尚无关于 DR 防治体系的类似书籍。

本书有以下 3 个特点：①详细介绍了 DR 筛查防治体系的组成及具体用法，并注重实践操作。②根据各主体设置相应章节，具有针对性。比如卫生行政管理部门可以阅读"卫生行政职能"章节，"疾病筛查标准化模式"和"社区医师工作手册"章节分别适合专业眼科诊疗机构和社区卫生服务机构参阅。"患者宣教工作"章节则以科普的形式便于糖尿病患者阅读。③图文并茂。书内含大量工作现场的照片、流程图和表格，可供参考与借鉴。

本书得到温州医科大学附属眼视光医院杭州院区同道们的大力支持，在此深表谢意。感谢杭州市江干区卫计委及其下属多个社区卫生服务中心的全力支持与配合。感谢省科技厅的科研基金支持。最后还要感谢为本书主审和作序的国内眼底病权威专家、第四军医大学西京医院眼科的惠延年教授，他在 DR 的防控和诊疗领域有极深造诣。

由于编者水平有限，本书中必定有种种不足甚至错误之处，敬请同道不吝指正，以便在今后的实践中予以修正完善。

沈丽君　陈亦棋

温州医科大学附属眼视光医院

2017 年 11 月 10 日

目　录

第 1 章
筛查防治体系的整体构架

本书介绍一套完整的、系统的糖尿病视网膜病变筛查防治体系。该体系以"糖尿病患者眼健康档案信息网络"为核心，整合了卫生行政部门、社区卫生服务机构和专业眼科诊疗机构三者的作用，开展糖尿病视网膜病变的早期和规范的筛查、定期和终身的随访、及时和规范的治疗等疾病防治工作。该体系涵盖如下 3 个方面：①四大主体对象：糖尿病患者、卫生行政部门、社区卫生服务机构和专业眼科诊疗机构；②一个核心部分：糖尿病患者眼健康档案信息网络；③四大工作内容：糖尿病患者的宣传教育，社区卫生服务机构医护人员的培训教育，规范化的糖尿病视网膜病变的筛查、随访、转诊和治疗，信息反馈和质量监控。

1. 四大主体对象

■ 1.1 糖尿病患者

糖尿病患者是糖尿病视网膜病变筛查防治体系的对象目标，也是其他三个主体的服务对象，一切政策、制度、方案的运行必须从被服务对象的经济条件、操作难易和实际利益为出发点。目前我国的糖尿病患者队伍庞大，且数量与日俱增，但是普遍缺乏糖尿病视网膜病变的疾病知识，不了解疾病的危害性和预防治疗的意义。

■ 1.2 卫生行政部门

卫生行政部门是各级卫生服务机构的直属上级单位，可以凭借行政力量，颁布相关指南和办法，以及进行行政考核，来推行社区卫生服务机构开展糖尿病视网膜病变的防治工作，并确保各单位有效紧密地合作。同时进行质量控制，必要时行政干预。但是，目前由于缺乏规范而明确的任务指标，以及及时而准确的结果反馈等原因，较难获得经济和社会效益的双向成效。

■ 1.3 社区卫生服务机构

社区卫生服务机构是分散在各村、乡、镇、街道的卫生服务机构。其任务是开展大规模的糖尿病视网膜病变宣传和远程筛查工作，掌握糖尿病患者的第一手资料，并将资料统计、录入糖尿病患者眼健康档案信息网络，再根据网络反馈的建议，告知患者，做好患者的转诊和随访工作。同时，负责安排所在机构人员学习糖尿病视网膜病变相关知识，提高专业素质。但是，目前由于缺乏规范化的诊疗知识、有经验的防治人员、检查仪器和设备，无法开展有效的糖尿病视网膜病变的筛查防治工作。

■ 1.4 专业眼科诊疗机构

专业眼科诊疗机构是指眼科专科医院和大型医疗机构眼科专科，它们具备优质的医疗资源和疾病诊疗能力，可以开展流动点筛查和固定点筛查，负责提供糖尿病视网膜病变的诊断，制订糖尿病视网膜病变患者的治疗方案，通过网络系统将糖尿病视网膜病变患者的资料反馈给各部门，敦促患者及时诊治。同时有义务对社区卫生服务机构医务人员进行糖尿病性视网膜病变诊疗的培训学习,并指导、配合他们的宣传、筛查工作。但是无法独立利用足够的医疗资源开展大规模的糖尿病视网膜病变的筛查防治工作。由于各种"看病难"的原因,要求所有糖尿病患者到专业眼科诊疗机构进行糖尿病视网膜病变的检查,显然不现实。

2. 核心网络

"糖尿病患者眼健康档案信息网络"作为糖尿病视网膜病变综合防治体系的核心部分,将四大主体对象联系在一起。它包括了软件部分和硬件部分,后者主要包括信息采集器(比如各种眼底照相机和网络终端器)、网络传输设备以及网络服务器等硬件设施。糖尿病患者眼健康档案信息网络在整体上包括以下几个功能部分。

2.1 电子病案系统

糖尿病患者眼健康档案信息网络首先是一个电子病案系统。记录患者的详细信息:个人基本信息(编号、姓名、性别、出生日期、住址、联系号码等),全身病史(糖尿病类型、发病时间、家族史、并发症、高血压病史及发病时间等),眼病史,全身查体记录(血压、身高、体重等),实验室检查记录(血糖、糖化血红蛋白、尿蛋白等),首访记录(日期、视力、眼底照片、病变分级、诊疗建议、下次随访时间等),随访记录(日期、视力、眼底照片、病变分级、诊疗建议、下次随访时间等),特殊检查记录(日期、检查项目、病变分级或诊断、诊疗建议、下次随访时间等),治疗记录(日期、病变分级或诊断、其他眼病诊断、方式、进一步的诊疗建议、下次随访时间等)。

2.2 通讯平台

糖尿病患者眼健康档案信息网络内有院级的通讯平台,通过该平台可以进行眼底照片的压缩、传送、浏览、放大以及文字等通讯。该平台也可用于专业眼科诊疗机构与社区卫生服务机构之间的远程会诊、转诊和远程筛查。

■ 2.3 信息反馈功能部分

糖尿病患者眼健康档案信息网络分配卫生行政部门、社区卫生服务机构和专业眼科诊疗机构的不同范围的信息反馈权限及内容修改权限。卫生行政部门具有查看所有辖区的糖尿病患者信息的权限；社区卫生服务机构具有查看和增加本辖区的糖尿病患者信息的权限；专业眼科诊疗机构具有查看、修改和增加所有辖区的糖尿病患者信息的权限。

■ 2.4 随访提醒功能部分

糖尿病患者眼健康档案信息网络根据"下次随访日期(格式：某年某月某日)"，设置随访到期月份的自动显示。在三方不同权限的界面下，可显示本辖区或全辖区本月需随访的患者列表，以及本月已完成随访的患者列表。

3. 四大工作内容

■ 3.1 糖尿病患者的宣传教育

对糖尿病患者的宣教工作穿插在整个防治工作的各个阶段，主要是通过各种形式、借助各种载体对糖尿病患者进行相关基础疾病知识的宣传教育。内容上突出以下两个方面：①糖尿病视网膜病变的隐匿性和危害性，以提高糖尿病患者的重视程度；②宣传早期预防与治疗的积极意义，以促使患者主动参与定期随访。

■ 3.2　社区卫生服务机构医护人员的培训教育

对于社区相关责任医护人员的培训教育主要是通过开展培训班、组织医院进修实习、开展专题研讨会等三大主要方式。培训内容包括：糖尿病视网膜病变的相关知识、糖尿病防盲宣教技巧、常规眼科诊疗技能、常用眼科设备使用技术以及糖尿病视网膜病变筛查防治体系及糖尿病患者眼健康档案信息网络的使用等。

■ 3.3　规范化的糖尿病视网膜病变的筛查、随访、转诊和治疗

筛查防治体系通过采用流动点筛查、固定点筛查和远程筛查等三种形式，对糖尿病患者进行常见眼病，尤其是眼底病的检查。依据已经达成共识的随访原则定期地随访检查，如果病情严重，依据已经达成共识的转诊原则转诊至专业眼科诊疗机构做进一步检查和治疗。

■ 3.4　信息反馈和质量监控

根据糖尿病患者眼健康档案信息网络的反馈信息，进行定期和及时的总结和考核，以监控疾病防治工作的质量，确保该工作的长期有序和高质量的运行。

4. 运行模式

糖尿病视网膜病变筛查防治体系的运行流程包括疾病筛查、患者转诊和治疗、随访提醒和信息反馈，其运行模式见图 1-1。

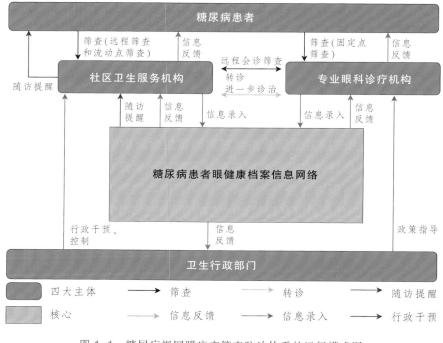

图 1-1 糖尿病视网膜病变筛查防治体系的运行模式图

■ 4.1 疾病筛查的 3 种方式

4.1.1 流动点筛查

专业眼科诊疗机构组织医护人员下社区进行眼病筛查,将诊断、分级及处理建议录入到"糖尿病患者眼健康档案信息网络"。

4.1.2 固定点筛查

专业眼科诊疗机构开设糖尿病眼病专科门诊,以预约患者的形式到固定门诊进行眼病筛查,将诊断、分级及处理建议录入到"糖尿病患者眼健康档案信息网络"。

4.1.3　远程筛查

社区卫生服务机构组织人员对患者进行眼病筛查，收集数据上传至"糖尿病患者眼健康档案信息网络"，经由筛查防治体系的"会诊中心"与专业眼科诊疗机构进行信息沟通，后者进行远程会诊，将诊断、分级及处理建议上传至"糖尿病患者眼健康档案信息网络"。

■ 4.2　双向转诊和治疗

在疾病筛查过程中，发现病情严重者，转诊至专业眼科诊疗机构做进一步检查和治疗，并将相关检查和治疗资料录入至"糖尿病患者眼健康档案信息网络"。待病情稳定后，再转诊至社区卫生服务机构，进行随访观察。

■ 4.3　随访提醒和信息反馈

"糖尿病患者眼健康档案信息网络"依据设定的疾病随访日期，在随访到期日自动提醒糖尿病患者和社区卫生服务机构，督促患者做疾病检查和社区卫生服务机构开展疾病随访筛查工作。主体对象根据各自的权限，查阅"糖尿病患者眼健康档案信息网络"的相关信息。

第 2 章

卫生行政职能

我国已经把糖尿病患者管理纳入国家基本公共卫生服务项目,在《关于做好 2014 年国家基本公共卫生服务项目工作的通知》中规定,要增加糖尿病患者规范管理目标人数,提高随访补助水平,糖尿病患者规范化管理人数要达到 2500 万以上。同时,为有效控制糖尿病及其并发症的发生,提高我国基层医疗卫生机构糖尿病防治能力,维护居民健康,卫生部疾病预防控制局选定辽宁、黑龙江、上海、浙江、重庆 5 个省(市)开展糖尿病管理模式推广项目,并制订了《糖尿病管理模式推广项目实施方案》和《糖尿病管理模式推广项目技术操作手册》。这是我国糖尿病及其并发症防控的一件大事。我国医药卫生体制改革已明确了建立城市医院与社区卫生服务机构分工协作机制的目标。"医院—社区一体化糖尿病管理模式"的建立与推广,将充分利用我国的医疗资源,提高居民健康水平,降低医疗费用。因此,建立规范、有效的糖尿病管理模式,实施以综合医院、社区卫生服务机构、疾病预防控制机构相互协作的糖尿病一体化管理是卫生行政机构的长远目标,而明确综合医院、社区卫生服务机构及卫生行政机构在糖尿病管理中的功能定位和职责将有助于该目标的有效实施。本篇着重讨论卫生行政机构在糖尿病并发视网膜病变一体化管理中的功能定位与职责。卫生行政机构应督促各级成员各司其职、分工合作,确保糖尿病视网膜病变三级筛查体系合理有效地运行。

1. 督促社区医师对患者健康宣教，定期定点进修

社区眼病防治是通过掌握辖区内眼病相关人群基本情况及动态变化以达到早期预防、控制和降低眼部疾病发病率的目的。而大部分糖尿病患者缺乏糖尿病视网膜病变的疾病知识，不了解疾病的危害性和预防治疗的意义。社区医师在为患者建立个人档案的同时，需为患者提供宣传、教育、咨询、终身定期检查和随访时间等信息。

全科医师被认为是守护公众健康的第一线卫士，对疾病的早期防治、发现转诊和后期康复起到相当大的作用。但是，大部分全科医师对眼科知识了解甚少，较难起到把关社区眼病的第一道门槛作用。因此，社区全科医师应接受眼科专业知识及技能的规范化培训，掌握眼科基础知识、眼底读图异常表现、转诊会诊时机与渠道。卫生行政机构需将全科医师眼科培训、对患者健康宣教等纳入考核指标，并在文件政策上进行落实，建立可行的长效机制。

2013 年 8 月，国家卫生和计划生育委员会（国家卫计委）基层卫生司组织部分联系县赴浙江省玉环县开展调研和观摩，旨在帮助农村基本公共卫生服务联系县拓宽视野，学习借鉴先进地区的典型做法和经验，提高国家基本公共卫生服务项目的实施水平。联系县的同志在观摩后很受启发，表示要学习借鉴玉环县的经验，更新观念，创新思路，采取多种措施提高本地区国家基本公共卫生服务项目实施效果。

2. 督促专业眼科诊疗机构组建诊疗团队，培训基层医院医师

目前，国内优质医疗资源不足，且分布不均，主要集中在少数综合性

医院或专科医院内。即便在眼科医师队伍中,除了少数的眼底病医师外,他们对糖尿病视网膜病变的发生、发展及规范化诊治的知识也存在着了解不够深入的问题,可承担糖尿病并发眼底疾病诊治工作的眼科医师所占比例很少,也很难在日常诊疗工作外抽出人手能定期到社区完成大规模筛查。因此,综合医院眼科或者眼科专科医院有必要组建糖尿病视网膜病变诊疗小组,并确定专人负责。该诊疗小组承担的职责包括:定期社区筛查糖尿病患者;对糖尿病视网膜病变患者进行远程会诊并给出治疗或者随访建议;负责社区医师的进修工作,传授糖尿病视网膜病变的常见诊疗技术,包括眼底读图方面的指导。

2014 年,中国健康教育中心组织浙江、江苏、山西等 6 省对基层医疗卫生人员开展糖尿病预防健康教育培训。该年 6 省共举办培训班 16 期,培训学员 2000 多名,提升了基层糖尿病预防健康教育工作能力、糖尿病患者管理能力。

卫生行政机构可组建糖尿病视网膜病变诊疗团队、定期开展社区糖尿病视网膜病变筛查、将培训社区医师纳入对医疗机构的考核或嘉奖指标,同时资助并鼓励有资源的医院进行规范化筛查、组织相关培训。糖尿病视网膜病变的防治已经成为我国眼病防治工作的主要内容,而工作的关键在于早期就进行眼底筛查并定期随访,这是唯一有效地把握治疗时机、降低致盲率的方法。

3. 全力支持区域性远程诊疗系统的构建,根据信息反馈进行宏观干预

随着社区卫生服务的发展,分级诊疗的推广,越来越多的患者将选择全科医师作为自己的首诊医师。但糖尿病视网膜病变的诊断需有一定经验的眼科医师将眼底照片信息结合患者病史、家族史、症状等,方可做出诊断。社区医师通过短期眼科专业知识的培训,掌握眼底照片拍摄技能,

并能大致判断眼底影像的异常表现，并通过远程系统可以将疑似病变的患者的信息传送给专业眼科诊疗机构医师进行确切的诊断。从疾病防控和患者的利益出发，每位患者都应该终身被"管理"，且都要建立个人健康档案。而在远程诊疗系统里，建档有助于社区卫生服务机构和专业眼科诊疗机构对患者病情的追踪或评估。

因远程医疗体系的初期建设需要大量的资金和资源投入，所以从经济角度考虑的话，专业眼科诊疗机构、社区卫生服务机构等信息网络的单一角色通过远程医疗所获得的效益增加一般无法超过甚至无法抵销远程医疗的投入成本。因此，远程诊疗系统的软硬件建设如能获得政府或其他公共基金的部分补偿，则更有利于项目开展。另一方面，如果网络预约能覆盖到社区卫生服务机构，将大大增加患者就诊的便捷性。

为推动远程医疗服务持续健康发展，国家卫计委于 2014 年提出《关于推进医疗机构远程医疗服务的意见》，倡导地方各级卫生计生行政部门要将发展远程医疗服务作为优化医疗资源配置、实现优质医疗资源下沉、建立分级诊疗制度和解决群众看病就医问题的重要手段积极推进。

与此同时，糖尿病患者眼健康档案信息网络可反应区域内糖尿病患者具体信息，并将流行病学资料反馈给卫生行政机构。行政机构通过得到的信息掌握区域内患者患病率、严重程度、随访信息，并可反馈给疾控中心，疾控中心做出应对措施和实施干预。

4. 制订项目督导检查方案，评估项目效果

卫生行政机构成立相关项目工作组、专家组，可在各项目地区实行交叉督导。可考核如下指标：①专业眼科诊疗机构、社区卫生服务机构和疾病预防控制机构的糖尿病视网膜病变防治管理团队组建情况；②医师和护士接受培训、进修情况；③可通过小组访谈、问卷调查等方式了解糖尿

病性视网膜病变知晓率、检查率;④应用远程诊疗信息系统,共享信息资源情况;⑤开展项目实践与研究,发表学术论文、学术交流情况。

厦门市自 2012 年起,从糖尿病、高血压入手,开展了"慢病先行、三师共管(全科医师、健康管理师、专科医师)"的慢病分级诊疗制度改革。2015年的 3 月和 4 月,国家卫计委基层卫生司聂春雷副司长、国家卫计委马晓伟副主任分别带队调研厦门市分级诊疗工作,并指出分级诊疗的提出对于公立医院改革具有十分重要的意义,是实现人人享有基本医疗服务目标的关键。参加调研的有国家卫计委体改司、医政医管局、基层司。

5. 对市民群众进行糖尿病视网膜病变知识的宣教

除糖尿病患者外,卫生部门更有义务对广大群众进行糖尿病及其并发症知识的宣教。通过推广糖尿病管理模式,重点关注糖尿病高危人群,加强糖尿病患者的自我管理和控制能力,定期检查和长期随访,预防并发症的发生,将有可能阻止糖尿病视网膜病变的发展。

2008 年,卫生部办公厅组织编写了《防治糖尿病宣传知识要点》,并印发给各省、自治区、直辖市等卫生厅局,为各地开展防治糖尿病宣传工作,普及糖尿病预防知识,降低糖尿病危害提供参考。在 2014 年第 19 个全国"爱眼日"的活动通知上,国家卫计委更是鼓励各地根据实际情况,将预防糖尿病致盲的宣传活动与日常眼科、内分泌科诊疗工作结合起来,通过义诊、健康讲座以及广播电视、互联网宣传等方式传播眼保健知识和国家防盲治盲政策,积极引导广大群众关注眼健康,防治糖尿病眼部并发症。

相信在各级政府的支持下,在广大医务工作者与患者的共同努力下,我国在糖尿病及其并发症的防控方面一定会取得新进展,为人民健康和社会发展提供更有力的保障。关于糖尿病疾病预防控制大事件的记录,见表 2-1。

表 2-1　糖尿病疾病预防控制大事件

时间	事件
2006 年	联合国通过决议,自 2007 年,把 11 月 14 日"世界糖尿病日"正式更名为"联合国糖尿病日"
2008 年 7 月	卫生部办公厅印发防治糖尿病宣传知识要点
2009 年 10 月	卫生部疾病预防控制局组织专家制订了《糖尿病管理模式推广项目实施方案》和《糖尿病管理模式推广项目技术操作手册》,并指导辽宁、黑龙江、上海、浙江、重庆等 5 省市开展糖尿病管理模式推广项目
2010 年	卫生部疾控局、中华医学会糖尿病学分会、中国疾病预防控制中心将共同开展"糖尿病防治蓝光行动"系列活动
2012 年 9 月	卫生部发布《糖尿病筛查和诊断》等 2 项卫生行业标准
2012 年始	厦门市从糖尿病、高血压入手,开展了"慢病先行、三师共管(全科医师、健康管理师、专科医师)"慢病分级诊疗制度改革
2014 年 3 月	中日友好医院远程医疗中心办公室与新疆维吾尔自治区克拉玛依市第二人民医院首次联合开展了远程专家咨询门诊,对 10 位门诊糖尿病患者进行了详尽、规范的远程门诊接诊
2014 年	中国健康教育中心指导青海等 6 省全面开展糖尿病预防健康教育培训
2015 年 4 月	国家卫计委马晓伟副主任率队调研厦门市高血压、糖尿病分级诊疗工作
2017 年 5 月	国家卫计委办公厅印发"糖尿病视网膜病变分级诊疗服务技术方案"

第 3 章
疾病筛查标准化模式

　　编者构建了一套以"糖尿病患者眼健康档案信息网络"为核心,整合了卫生行政部门、社区卫生服务机构和专业眼科诊疗机构三者作用的糖尿病视网膜病变筛查防治体系。本章节将具体、详细地介绍如何有效、稳步、经济地开展糖尿病视网膜病变的标准化筛查防治,如何通过"糖尿病患者眼健康档案信息网络"为糖尿病视网膜病变患者开展筛查、转诊、随访、治疗等内容,为我国其他地区开展糖尿病视网膜病变的综合防治工作提供参考和范本。

1. 体系详解

　　首先,我们要了解糖尿病视网膜病变筛查防治体系,其包括 3 个方面(见第 1 章),具体如图 1-1 所示。

　　"糖尿病患者眼健康档案信息网络"作为本筛查防治体系的核心部分,将四大主体对象联系在一起。以网络系统为核心联结点,通过我们的流动点筛查、固定点筛查及远程筛查,将糖尿病患者的基本资料录入网络系统,由专业眼科诊疗机构提供诊断报告、建议治疗方案等,将信息进行反馈,社区卫生服务机构再根据反馈结果,建议患者转诊及随诊。同时,卫生行政部门根据反馈信息,进行行政干预、质量控制,确保网络系统及各部门合作的有效运行。而社区卫生服务机构作为糖尿病视网膜病变筛查的主要阵地,掌握、上传、反馈绝大多数患者的资料,是网络系统运行的重心。

2. 前期启动工作

前期启动工作是整个项目的基石,需要各部门统筹与配合,包括社区调研、建立合作、预筛查试验、可行性分析、制订筛查计划、开展研讨会等,流程如图 3-1 所示。

■ 2.1 社区调研,可行性分析

筛查启动前,由专业眼科诊疗机构牵头,先行社区调研:①拟定预筛查社区,与社区所在的社区卫生服务机构展开沟通及合作,阐释项目主

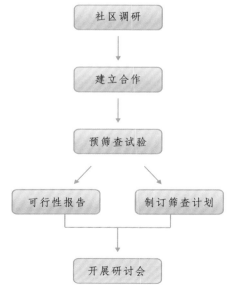

图 3-1　前期准备工作

旨、意义及目标,解析项目分工及合作内容,充分征得社区卫生服务机构的理解、同意、配合、参与;同时需要了解所辖社区基本情况,包括糖尿病患者人数、年龄段、分布、依从性等,以及其能提供患者的哪些基本资料。②初步制订筛查计划,进行预筛查试验,进行可行性分析。通过预筛查,初步明确筛查时间、地点、人数的要求,设备的配置,了解项目具体实施过程中可能遇到的问题,提出初步解决方案,为制订详细筛查策划提供思路,做出可行性报告,并为下一步与政府的研讨会议提供内容和依据。

■ 2.2 制订筛查计划,开展筛查研讨会议

预筛查后,做出可行性分析报告和工作策划书(图 3-2),由专业眼科诊疗机构制订筛查计划,上交至当地卫生行政部门,卫生行政部门根据工作策划书和可行性分析报告,联系符合条件的社区卫生服务机构和专业眼科诊疗机构召开研讨会议(图 3-3),制订筛查目标,讨论筛查方案,明确各部门任务,落实相关责任。

3. 各单位准备工作

■ 3.1 社区卫生服务机构

社区卫生服务机构,需要做如下准备工作:

(1)明确本机构所辖的所有糖尿病患者,并建有档案资料,收集患者的体格检查、生化指标等数据。购置裂隙灯、手持眼底照相设备,配备图文传输设备及软件。

(2)确定糖尿病视网膜病变专职医护人员(一般 2 位医师、2 位护士),负责糖尿病视网膜病变工作的安排。

杭州市江干区糖尿病视网膜病变筛查防治工程策划书

患者宣教工作

一、目标
- 每一位糖尿病患者都接受不同形式的宣教
- 每一位糖尿病患者都了解我院开展的工作

二、原则
- 分级宣教,不同文化程度给予不同深度的宣教

三、内容
- 眼球的结构
- 视网膜的结构
- 糖尿病会导致哪些眼部并发症
- 什么是糖尿病视网膜病变
- 糖尿病视网膜病变的眼底表现和分期
- 糖尿病视网膜病变的危害
- 糖尿病视网膜病变的隐匿性特点
- 预防治疗的意义
- 糖尿病视网膜病变的防治方法
- 糖尿病视网膜病变的随访指导意见
- 我院的地点、开展的工作和糖尿病眼科专科门诊的预约方式、专网网址
- 营养科宣教内容
- 内分泌宣教内容

  (其中下划线的三点是必须的)

四、形式
- 宣传册
  - 最详尽——《糖尿病视网膜病变患者须知》
  - 小册——参考《北医三院小册(糖尿病患者须知)》
- 展板、社区宣传栏

  参考《展板》照片
- 医院专网(详见疾病信息网络建设)
- 讲座

图 3-2 糖尿病视网膜病变筛查防治工作策划书

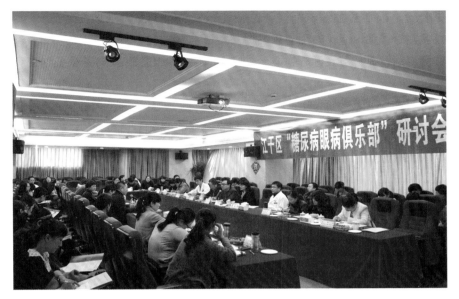

图 3-3　糖尿病视网膜病变筛查防治研讨会

（3）根据要求安排医护人员进行糖尿病视网膜病变相关知识的培训及学习。学习内容包括：糖尿病视网膜病变相关知识、眼科常规检查知识、糖尿病视网膜病变筛查防治的工作内容、糖尿病视网膜病变患者宣教技术。同时掌握裂隙灯眼底检查、糖尿病视网膜病变阅图及眼底照相的拍摄技能。

（4）对糖尿病视网膜病变患者宣传教育。对糖尿病视网膜病变患者的宣传教育可多种形式（图 3-4），包括健康讲座、口头告诫、展板、横幅、社区宣传窗口、医院电视等。对宣传教育的总体要求是能够通俗易懂，重点突出——认识疾病、强调危害、注重防治。

3.2　专业眼科诊疗机构

专业眼科诊疗机构，需要做如下准备工作：

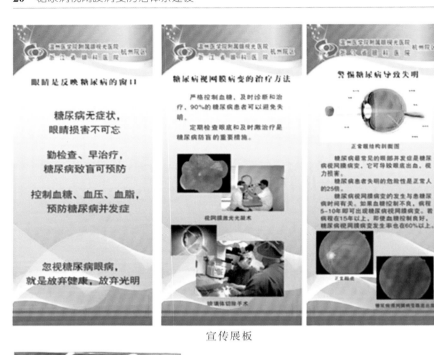

宣传展板

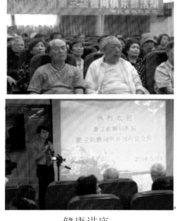

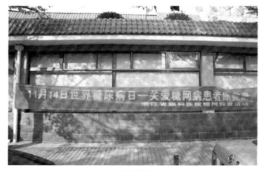

健康讲座　　　　　　　　　　　　　宣传横幅

图 3-4　各类宣传教育方式

（1）设立糖尿病视网膜病变筛查独立部门（如，公益医疗部），负责联系、安排社区卫生服务机构与本医疗机构的筛查工作；组织糖尿病视网膜病变筛查团队（2 名筛查指导医师、1 名护士、1 名外联人员）（图 3-5），明确任务职责。

（2）开展培训及学习课程，模式可以有集中培训（培训班、专题讲座等）、入筛查点培训、眼科专科进修、远程网络课程等；开展交流、疑难解答及经验指导座谈会。

●集中培训指通知召集各社区卫生服务机构相关医务人员，以培训班或专题讲座的形式进行授课。内容主要涉及讲解糖尿病视网膜病变的相关知识，帮助社区卫生服务人员认识、熟悉、掌握糖尿病视网膜病变的诊断、治疗、转诊及随诊的指征，指导其如何进行疾病宣传及对患者的教育。

●入筛查点培训指专业眼科机构医师进入筛查点为社区卫生服务机

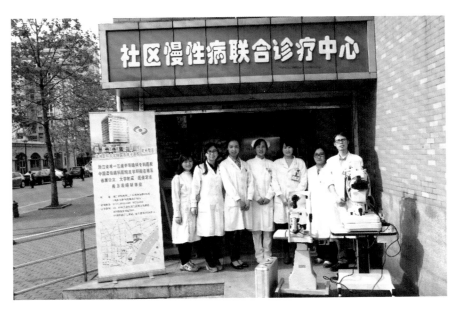

图 3-5　糖尿病视网膜病变筛查组

构医务人员进行培训。培训形式灵活多样,可开展专业讲座、眼科检查设备使用指导、现场指导筛查过程、交流与患者沟通技巧及宣传手段等,目的为更加标准、方便、有序地进行筛查。

- 眼科专科进修是指由社区卫生服务机构的相关专职人员至专业眼科诊疗机构进修学习(图 3–6),系统学习眼部检查,了解糖尿病视网膜病变诊断、治疗方式及参观手术。一般为期 2~3 个月,进修结束需考核,有条件可颁发证书。

- 远程网络课程指专业眼科诊疗机构可以自行录制糖尿病视网膜病变讲座或学习班课程,或制作讲课 PPT 录像,上传至专网,方便社区卫生服务机构的医务人员进一步学习(图 3–7)。

(3)制作糖尿病视网膜病变宣传教育资料

- 患者手册

此手册针对糖尿病患者及糖尿病视网膜病变患者群体, 目的是让患者进一步了解糖尿病视网膜病变的知识, 能从手册中认识到糖尿病性视

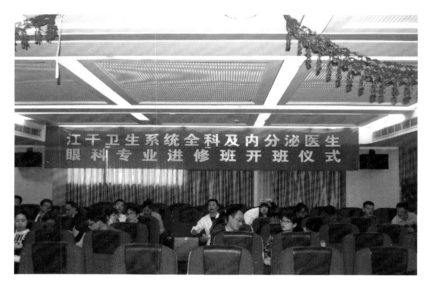

图 3–6 眼科进修开班仪式

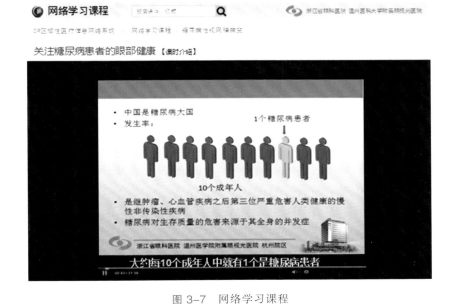

图 3-7 网络学习课程

网膜病变的预防及治疗。手册内容要重点突出，通俗易懂，图文并茂，注重沟通性和亲和性。可从以下几个方面展开：

  ➤ 什么是糖尿病？

  ➤ 糖尿病可能引起哪些眼病？

  ➤ 什么是糖尿病视网膜病变？

  ➤ 糖尿病视网膜病变都有症状吗？

  ➤ 什么时候做眼部检查？

  ➤ 眼部检查有哪些项目？

  ➤ 糖尿病视网膜病变如何治疗？

  ● 社区医师培训手册

  此手册的阅读对象是社区卫生服务机构医务工作者，他们对眼部疾病、糖尿病视网膜病变的认识没有专业眼科医师深刻，同时他们又要直接面对患者,解答患者疑问,所以手册内容应当全面翔实,教科书式,但又需实用易懂,具有实践性和良好的可操作性。可从以下几个方面展开:

> ➤ 眼球结构
> ➤ 糖尿病视网膜病变的定义
> ➤ 糖尿病视网膜病变的特点
> ➤ 糖尿病视网膜病变的分类和分期
> ➤ 糖尿病视网膜病变的眼底表现
> ➤ 相关的辅助检查
> ➤ 糖尿病视网膜病变的治疗方法
> ➤ 糖尿病视网膜病变的自然病程和治疗转归
> ➤ 糖尿病视网膜病变的随访和转诊原则
> ➤ 糖尿病视网膜病变的阅片
> ● 糖尿病视网膜病变的筛查和诊疗指南

此手册主要针对筛查医师,内容注重理论与实际结合,既要有糖尿病视网膜病变的理论知识,又要有糖尿病视网膜病变的筛查流程,让一线筛查医师能较快熟悉流程及操作,学以致用。内容可从以下几个方面展开:

> ➤ 眼科的基本解剖知识
> ➤ 糖尿病视网膜病变的理论知识
> ➤ 糖尿病视网膜病变的宣教技巧
> ➤ 眼科常用检查设备的使用方法
> ➤ 糖尿病视网膜病变筛查防治的工作内容

4. 筛查流程

筛查工作根据形式可分为流动点筛查、固定点筛查和远程筛查。不同筛查方式的操作流程不同,以下针对这三种筛查模式进行具体讲解。

■ 4.1 流动点筛查

　　流动点筛查指专业眼科诊疗机构组织医护人员下社区卫生服务机构进行眼病筛查。流动点筛查作为糖尿病视网膜病变筛查的一种模式,在社区设立筛查点,在社区卫生服务机构的配合下能有效组织、开展糖尿病视网膜病变筛查,指导社区医务人员熟悉筛查流程,掌握筛查技巧,帮助解决筛查中遇到的困难,为远程筛查做好技术支持,流程如图 3-8 所示。

4.1.1　筛查前准备

　　社区卫生服务机构在筛查前需做好宣传工作,并准备好筛查相关设备及表格。筛查前期宣传方式,如展板、横幅、橱窗等上述已讲,以下详述筛查所需设备及表格。

　　筛查所需设备(图 3-9),包括国际标准对数视力表、遮眼板、皮尺、眼底照相机、裂隙灯、电脑终端设备等。

　　筛查所需表格资料(图 3-10 和图 3-11),包括档案袋、宣传手册、首次筛查表、患者随访登记表等。

　　首次筛查表用于记录被筛查者首次筛查信息包括:姓名、年龄、性别、住址,全身疾病史及眼部其他既往疾病史,体格检查内容,眼部检查情况,建议随访时间及可能需要的进一步治疗等。

　　患者随访登记表(图 3-11)是交给被筛查者的表格,内容包括眼部病情、随访记录、随访医院、糖尿病视网膜病变知识等。目的是让患者进一步了解糖尿病视网膜病变这类疾病的特点,做到早发现、早治疗,同时记录患者随访过程,增强患者随访依从性,督促其定期随访,防患于未然。

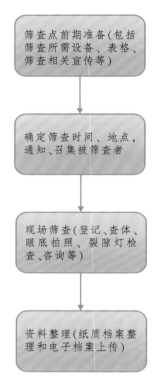

图 3-8 流动点筛查流程图

4.1.2 通知、召集被筛查者

在筛查开始前,最好提早一周确定筛查时间、地点,这由社区卫生服务机构与专业眼科诊疗机构协商决定。然后社区卫生服务机构负责通知、召集被筛查者(图 3-12),筛查人数可根据筛查效率进行调整。

4.1.3 现场筛查

现场筛查内容包括登记询问、体格检查、视力检查、裂隙灯检查、眼底拍照、阅片咨询及资料上传等,具体流程见图 3-13。

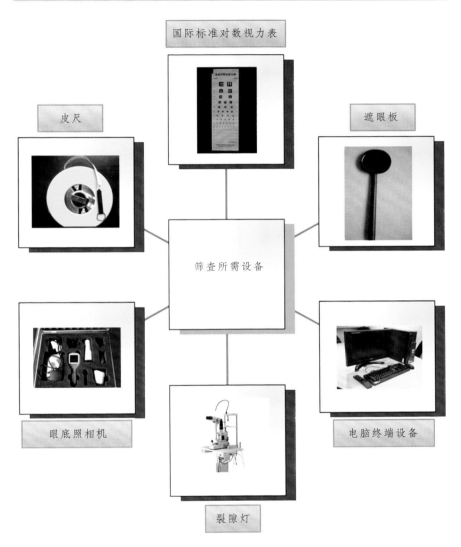

图 3-9 筛查所需设备

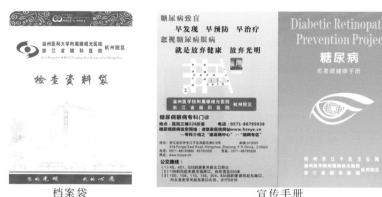

档案袋   宣传手册

首次筛查表

系统编号：＿＿＿＿＿＿ 日期：＿＿年＿月＿日

基本信息	姓名：	性别：	民族：	出生日期： 年 月 日		
	住址： （区/市） 镇 路/街道 号 楼 室					
	联系电话：	职业：		文化程度：		
全身病史	糖尿病类型：Ⅰ型/Ⅱ型 确诊时间：＿＿年＿＿月 家族史：无/有/不知道					
	并发症：0.无 1.冠心病 2.脑血管病 3.神经病变 4.肾病 5.糖尿病足 6.其他：＿＿					
	首次诊断糖尿病时空腹血糖：＿＿＿＿＿（测量时间：＿＿年＿＿月）					
	最近一次空腹血糖：＿＿＿＿＿（测量时间：＿＿年＿＿月）					
	最近一次糖化血红蛋白：＿＿＿＿＿%（测量时间：＿＿年＿＿月）					
	既往病史：无/高血压（＿＿年＿＿月确诊）/高脂血症（＿＿年＿＿月确诊）					
实验室检测 （静脉血）	血脂(编号)：		肝功能(编号)：			
	肾功能(编号)：		5mL 保存：有(编号)： /无			
体格检查	身高：	体重：	腰围：	臀围：	血压：	
眼科检查	远视力	od： os：				
	眼底照相 （照片编号）	免散瞳	OD：		OS：	
判图及诊断	DR 分级	OD	□R0,□R1,□R2,□R3	□M		
		OS	□R0,□R1,□R2,□R3	□M		
	其他眼病诊断					
建议	下次随访时间					
	进一步检查或治疗					
DR 主诊医师签字						

首次筛查表

图 3-10 筛查所需表格等材料

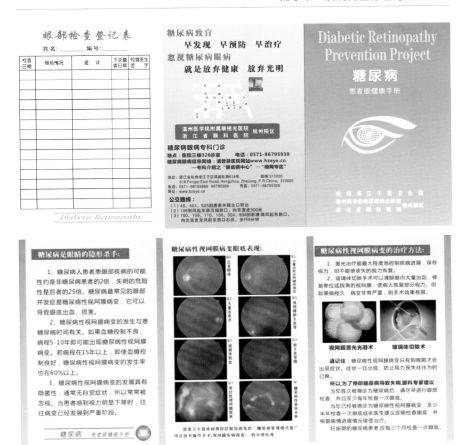

图 3-11 患者宣教手册及随访登记表

以下对流动点筛查做几点说明:

(1)现场筛查时,为避免场面混乱,首先在筛查开始前,需要对被筛查者讲解筛查流程,强调筛查次序,解释筛查目的;其次要对被筛查者进行编号,以便筛查有序进行;再次可制作筛查流程桌牌(图 3-14),方便被筛查者对号入座。必要时需要医护人员解释、疏导,做到有条

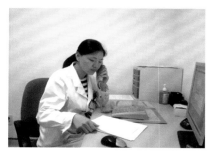
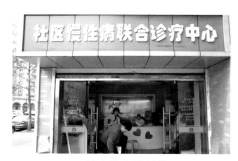

通知被筛查者　　　　　　　　　　　　筛查地点及环境

图 3-12　筛查通知及筛查地点

不紊。

（2）对于流动点筛查的作用，一方面是筛查糖尿病视网膜病变患者，另一方面强调专业眼科诊疗机构筛查人员与社区卫生服务机构筛查人员之间的教学和沟通。所以在筛查过程中，需要专业眼科筛查人员对基层机构筛查人员进行现场教学，指导其进一步熟悉、掌握筛查流程、仪器操作、疾病宣传及沟通技巧，最后完整建立标准化筛查流程。

（3）筛查的标准化模式要基于最基本的筛查内容及需求制作，对于针对不同区域、不同人群及不同筛查需求的筛查，可根据实际情况进行适当调整及修改。如筛查过程中需要进行科研调查，可以制作相关的问卷调查表（图 3-15），在筛查流程中加入问卷调查；再如，若筛查过程中出现人员不够、时间不充分等情况时，可根据具体需求适当剔除某些非重点筛查项目以加快筛查速度。

（4）筛查结束时，对被筛查者的反馈很重要。首先需要告知其眼部情况，其次要填写患者随访登记表，告知其随访时间及可能需要的检查和治疗，再者对于有条件者，可现场打印眼底照片，给出诊断和随访建议，如图 3-16。

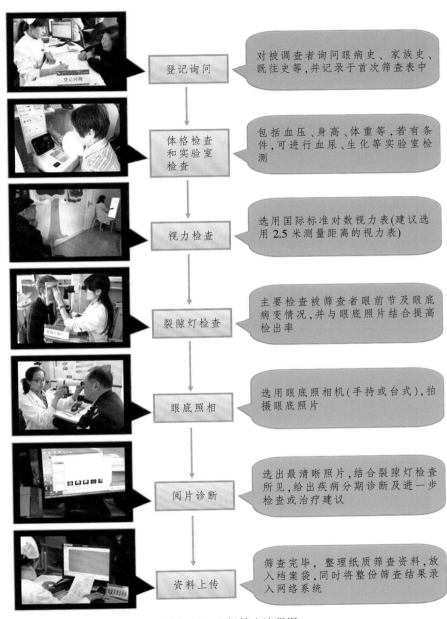

图 3-13　现场筛查流程图

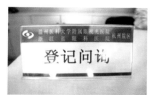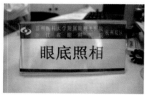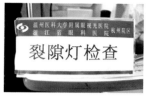

图 3-14 筛查流程桌牌

4.1.4 资料整理

按糖尿病视网膜病变的筛查表要求填写筛查结果,建立疾病档案。这些资料可以通过文件或计算机系统来管理。

(1)建立纸质档案(图 3-17):患者首次筛查完毕后,将筛查资料整理入档。入档资料包括首次筛查表、眼底照片、随诊记录、治疗记录等,其中随诊记录与治疗记录在随访过程中放入。然后填写封面,包括被筛查者姓名、筛查日期、筛查地点、筛查项目等。

(2)建立网络档案:将被筛查者的所有筛查资料输入"糖尿病患者眼健康档案信息网络",对所有资料进行危险度分级,便于管理。

首先进入"糖尿病患者眼健康档案信息网络"登录窗口,对每一位资料录入者授予固定账号进行登录,登录界面是图 3-18。

登录后,进入"患者信息"(图 3-19),根据要求将患者所有资料录入系统,同时上传眼底照片。具体操作在后续章节中将详细介绍。

■ 4.2 固定点筛查

固定点筛查是由专业眼科诊疗机构开设糖尿病眼病专科门诊,以预约患者的形式到固定门诊进行眼病筛查。相对于流动点筛查,固定点筛查的患者数量少、较分散,费用稍高,但检查更加仔细、专业、全面,能更加准

系统编号	
个人编号	
流调编号	

问卷调查

第一部分　　人口学信息

1. 姓名：＿＿＿＿＿

2. 出生日期：＿＿＿＿＿年＿＿＿＿月＿＿＿＿日

3. 住址：＿＿＿＿＿（区/市）＿＿＿＿＿镇＿＿＿＿＿路/街道＿＿＿＿号＿＿＿＿ ．
＿＿＿＿楼＿＿＿室

4. 联系电话：＿＿＿＿＿＿＿＿手机：＿＿＿＿＿＿＿＿＿

5. 身份证号：＿＿＿＿＿＿＿＿＿＿＿＿＿＿＿＿＿＿＿

6. 医保卡编号：＿＿＿＿＿＿＿＿＿＿＿＿＿＿

7. 医疗费用支付形式：1)自费　2)公费　3)医保　4)商业保险　5)新农村合作医疗

8. 性别：　　　1)男　　　　　2)女

9. 您现在的婚姻状况：

   1) 已婚或同居

   2) 未婚

   3) 离异

   4) 孤寡

10. 当地居住年数＿＿＿＿＿年

11. 民族：　　　1)汉族　　　2)其他＿＿＿＿＿

12. 您现在的工作状况是：

    1) 在岗

    2) 下岗或失业（请回答问题 14）

    3) 退休（请回答问题 14）

    4) 自由职业或个体经营

    5) 从未工作

13. 您现在从事的工作为：

    1)工人　2)农民　3)渔民　4)行政干部或办公室职员　5)科技、医疗、教师　6)
    个体商企销售服务人员　7)军人　8)学生

    工作年限：＿＿＿＿＿年

14. 您以前从事的工作为：

    1)工人

    2)农民

    3)渔民

图 3-15　问卷调查表

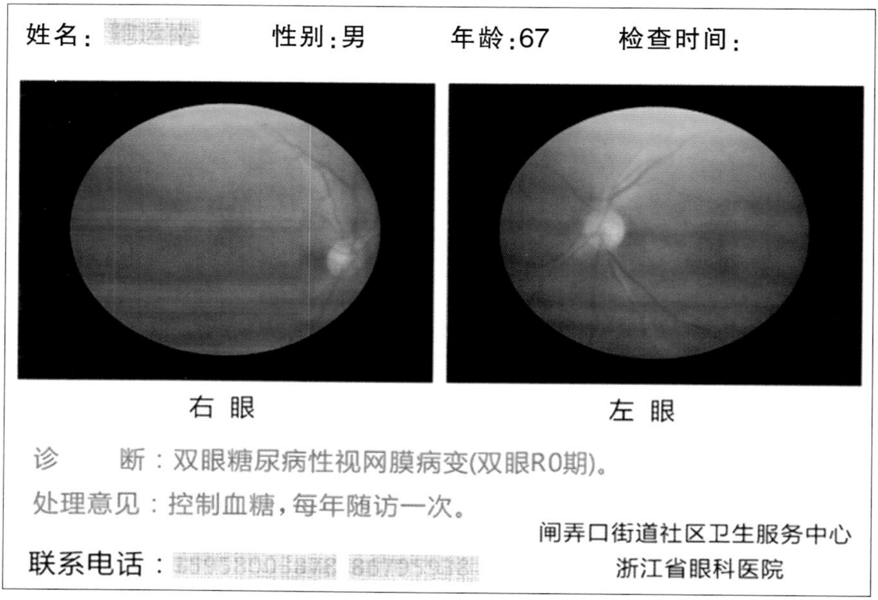

姓名：	性别：男	年龄：67	检查时间：

右眼　　　　　　　　　　　左眼

诊　　　断：双眼糖尿病性视网膜病变(双眼R0期)。

处理意见：控制血糖，每年随访一次。

　　　　　　　　　　　　闸弄口街道社区卫生服务中心

联系电话：　　　　　　　　　　浙江省眼科医院

图 3-16　现场打印的彩色报告单

确反映患者眼部状况，并提供正确、及时的治疗方式，第一时间解决患者眼部疾患。其检查流程图如图 3-20 所示。

4.3 远程筛查

　　远程筛查指社区中的糖尿病患者到社区卫生服务机构，由社区卫生服务人员按照标准化筛查模式，进行病史采集、眼科检查和眼底照相等工作，并将信息上传网络，然后通过信息网络通讯平台与专业眼科诊疗机构进行及时交流。专业眼科诊疗机构分析患者资料，进行诊断、分级及提供处理建议，并将这些信息上传网络。基层卫生服务人员将信息网络上的建议反馈给糖尿病患者。病情严重的患者依据反馈信息转诊至专业眼科诊疗机构。其流程图如图 3-21 所示。

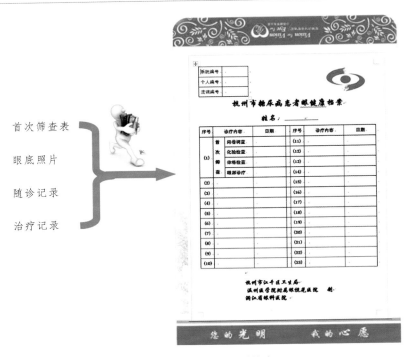

图 3-17 建立纸质档案

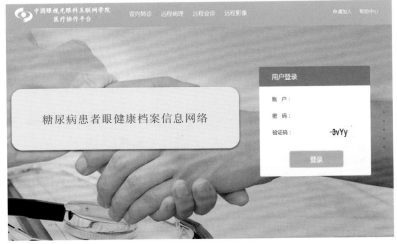

图 3-18 "糖尿病患者眼健康档案信息网络"登录界面

糖尿病性视网膜病变眼底筛查 / 新增申请

01/02　患者基本信息

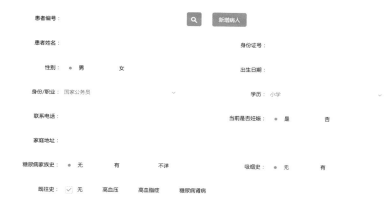

图 3-19　"患者信息"界面

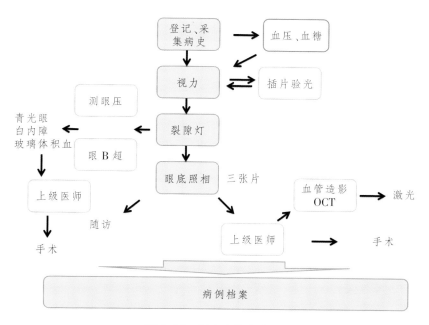

图 3-20　固定点筛查流程图

通过上图，我们不难发现，对于构建糖尿病视网膜病变远程筛查系统，需要以下几个方面：

（1）前台单位：社区卫生服务机构，2 人，其中 1 人接受过眼科培训，1 人能熟练掌握眼底拍照技巧。

（2）后台单位：专业眼科诊疗机构，3 人，其中眼科专科医师 2 人。

（3）所需设备：标准对数视力表、数码眼底照相机、数据处理和传输设备。

前台单位在进行信息采集时，具体筛查方式与流动点筛查时的现场筛查步骤基本相同，不过可以删去裂隙灯检查步骤，此处不做详述。

对于远程筛查系统的前台单位，由于其工作只需经过简单培训的

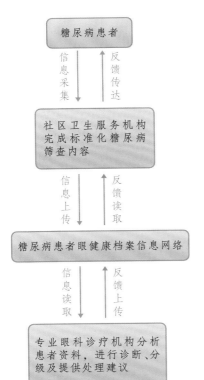

图 3-21　远程筛查流程图

视力检查、眼底照相及数据处理人员就可以完成,因此可将其工作广泛推广到我国大多数无眼底病专科医师的基层医疗机构。此外,远程筛查系统也可以获取患者的眼底照片,以供不同眼病分析人员独立诊断和分析,从而减少受眼科医师个人经验因素的影响。对于同一患者而言,进入定期筛查也便于糖尿病视网膜病变的随访。而对于建立的糖尿病视网膜病变社区远程筛查系统,其运行的成本比传统筛查系统有明显降低。

5. 随访、转诊及治疗

5.1 随访、转诊及治疗原则

我们根据眼底照片,判断患者眼底表现分期,并参照《糖尿病管理模式推广项目技术操作手册(视网膜病变筛查)》(我国卫生部疾病预防控制局 2009 年 10 月颁布)进行随访、转诊及治疗,如表 3-1 所示。

对于糖尿病视网膜病变不同分期的患者,我们推荐的随访间隔时间及建议的治疗方式如表 3-2 所示。

由于筛查只是相对粗略地检查患者眼部情况,而对于其可能存在的其他眼部疾患或肉眼无法判断的病情无法具体诊断,故建议 R1 以上级别患者转至专业眼科医疗机构进一步就诊,以免耽误病情,错过最佳治疗时机。

5.2 随访通知形式

随访通知的形式(图 3-22)包括眼病筛查后现场通知患者下次随访

表 3-1　糖尿病视网膜病变的疾病分期

分期	眼底表现
0 级(R0)	无视网膜病变期
1 级(R1)	为背景性视网膜病变期,视网膜出现微动脉瘤、出血点(斑)或渗出,且程度轻于增生前期病变
2 级(R2)	为增生性视网膜病变前期, 可具有下述中的任何一项:4 个象限中的每个象限都有视网膜出血点(20 个以上);2 个或以上的象限有静脉串珠样改变;1 个或以上的象限有明确的视网膜内毛细血管不规则的节段性扩张(视网膜内微血管异常)
3 级(R3)	为增生性视网膜病变期,此时视网膜新生血管形成,视网膜前出血,纤维增生,视网膜脱离
黄斑水肿(M)	距黄斑中心凹 1 个视乳头直径(DD)范围内的视网膜有渗出,黄斑区内星芒状渗出,患者最佳矫正视力≤0.5,且在距黄斑中心凹 1DD 范围内的视网膜有微血管瘤或出血

表 3-2　糖尿病视网膜病变的随访原则

糖尿病视网膜病变分级	随访间隔
R0	每年 1 次
R1	每 6 个月 1 次
R2	每 3 个月 1 次 * 严密随访
R3	每 2 个月 1 次 * 严密随访
M	每 3 个月 1 次 * 严密随访

* 为考虑视网膜激光光凝术治疗,其中 R3 根据情况考虑行玻璃体视网膜手术治疗

日期；随访到期日社区卫生服务机构医务人员电话通知患者随访；"糖尿病患者眼健康档案信息网络"在随访到期日自动显示随访患者名单,提示

医务人员对患者进行通知随访。

■ 5.3 随访模式

原则上,患者随访时检查流程与首次筛查基本一样,并做好记录。对于 R0 期患者,可以在基层社区卫生服务中心按时随访,若患者随访期间

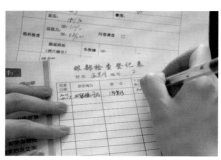

现场通知

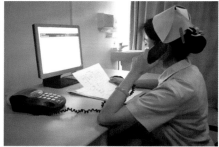

电话通知

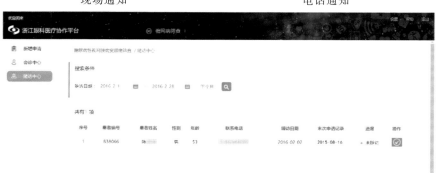

系统到期提醒

图 3-22　随访通知形式

眼部病情逐渐加重至 R1 或以上,建议转诊;而对于 R1 期以上患者,建议在专业眼科诊疗机构建立随访机制,根据患者治疗情况,对于病情相对稳定、较轻或逐渐好转的患者,可逐步转至社区卫生服务中心进行随访,并在网络系统内提供下一步随访建议。

第 4 章

社区医师工作手册

社区卫生服务机构在整个糖尿病视网膜病变筛查防治体系中承担着最基层的工作,对整个体系正常运行起着举足轻重的作用。其任务是负责开展大规模的糖尿病视网膜病变宣传和筛查工作,掌握糖尿病患者的第一手资料,负责资料的收集和反馈工作。本章节介绍社区卫生服务机构医务人员需要了解和掌握的相关知识,主要包括糖尿病视网膜病变知识、眼科常规检查操作技能、筛查工作的开展流程、社区医务人员的职责以及面对糖尿病视网膜病变患者的宣教技巧,从而提高专业素质,指导工作开展。

1. 疾病相关知识

1.1 眼球结构

眼球是人体最精致的器官。角膜位于眼球的前表面,是光线进入眼内的窗口。晶状体位于眼前段,它的曲率调节使光线聚焦于视网膜。玻璃体是填充眼球内的透明胶冻样物质,只有它清澈透明时外来的光线才能抵达视网膜。视网膜位于眼球壁内侧,它接收光线并将光信号经视神经传入大脑视觉中枢。视网膜可分为后极部、赤道部和周边部三部分。后极部视网膜对视功能最重要,黄斑位于后极部视网膜,它是视网膜对图像和色觉感知最敏锐的区域,负责中心视力,而视网膜的赤道部和周边部负责外周视力。视网膜的营养供应来自于视网膜中央血管系统和脉络膜血管系统。视网膜血管属于微血管,容易受到高血糖状态的危害。

如果用照相机来形容眼睛,那么虹膜是光圈,晶状体是变焦镜头,视网膜是感光胶片,视网膜病变必然影响成像质量(图 4-1)。

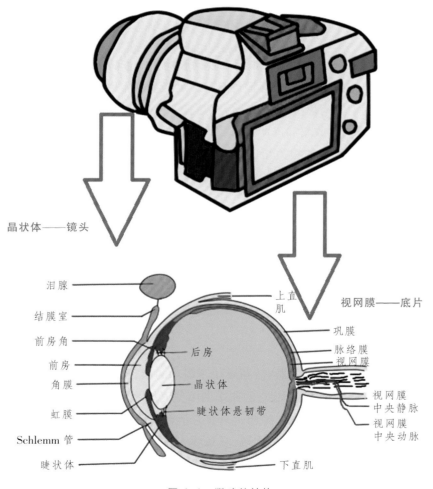

图 4-1　眼球的结构。

■ 1.2　糖尿病视网膜病变的定义

糖尿病患者表现为血糖代谢异常、血糖异常增高；并且糖尿病的高血糖状态能够损伤视网膜血管，导致血管闭塞、视网膜组织缺氧，从而视网膜出现微血管瘤、水肿、渗出、出血、新生血管以及玻璃体增殖性病变等一系列病理改变，因此称为糖尿病视网膜病变。

■ 1.3　糖尿病视网膜病变的特点

糖尿病视网膜病变的特点，表现在以下方面。

（1）发病率高：约 25% 的糖尿病患者有糖尿病视网膜病变，约 5% 为增殖性病变。其发病率在糖尿病病程<10 年组为 7%；10~14 年组为 26%；15 年以上组为 63%；而 30 年组高达 95%，约 25% 为增殖性病变，2%~7% 因视网膜病变而失明。

（2）致盲性：糖尿病视网膜病变可导致患者失明，严重影响患者日常生活。糖尿病患者的致盲危险性比正常人高 25 倍。严格控制血糖，及时诊断和治疗，90% 的糖尿病患者可以避免失明。

（3）隐匿性：糖尿病视网膜病变的发展是隐匿性的。当患者感到视力明显下降时，往往病变已经发展到晚期。糖尿病视网膜病变往往在糖尿病病程的中后期（5~10 年）出现，早期患者多无自觉症状，所以常常被忽视。

■ 1.4　糖尿病视网膜病变的分类和分期

对于糖尿病视网膜病变的分类和分期，主要参照《糖尿病管理模式推广项目技术操作手册（视网膜病变筛查）》（我国卫生部疾病预防控制局 2009 年 10 月颁布）（见表 3-1）。需要强调的一点是，我们日常开展的筛查体系就是用的此种分类方法,其简明,容易推广,更易于基层的疾病防治工作。

■ 1.5　糖尿病视网膜病变的眼底表现

眼底彩照(图 4-2 至图 4-11)。

■ 1.6　相关的辅助检查

1.6.1　眼底照相

眼底照相是糖尿病视网膜病变筛查防治工作的一项非常重要的检查项目。眼底照相可以经济、快速地获得眼底彩色图片,可用于判图诊断和随访(图 4-12)。

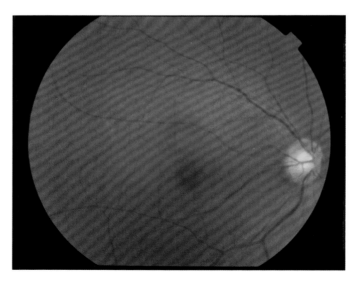

图 4-2　R0 期,无视网膜病变期

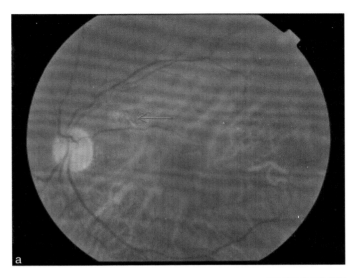

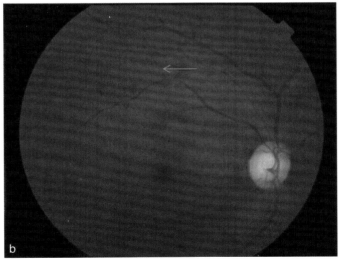

图 4-3　R1 期,少量出血点及渗出(箭头所示)

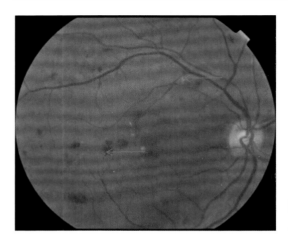

图 4-4 R2 期，可见大量出血点（箭头所示）

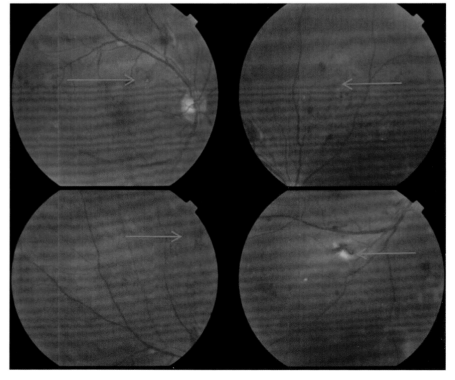

图 4-5 R2 期,同一个患者不同方位眼底可见大量出血点(箭头所示)

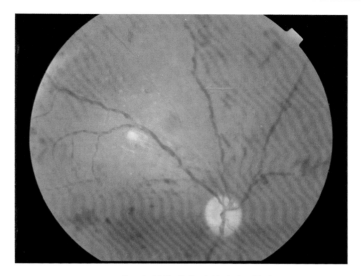

图 4-6 R2 期，大量静脉串珠样改变(箭头所示)

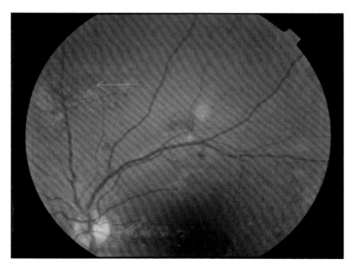

图 4-7 R3 期，视网膜新生血管(箭头所示)

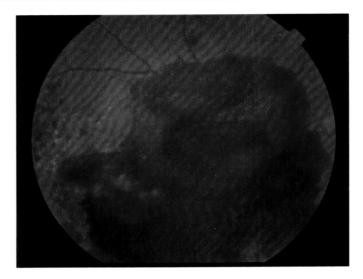

图 4-8　R3 期,玻璃体积血

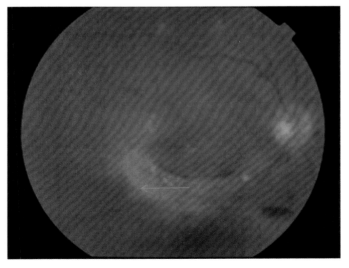

图 4-9　R3 期,新生血管膜(箭头所示)

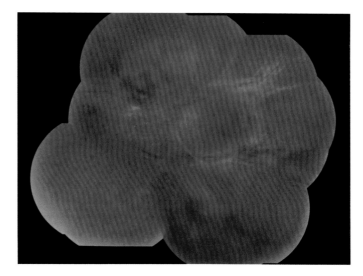

图 4-10　R3 期,牵拉性视网膜脱离

1.6.2　光学相干断层扫描(OCT)

散瞳眼底检查和眼底照相一般只能观察到大的视网膜病变，光学相干断层扫描(图 4-13)可以帮助我们观察视网膜,特别是黄斑剖面的精细结构。正常的黄斑结构是一个中心凹陷的结构,称中心凹,如果中心凹结构破坏或异常,视力就会显著受影响。

1.6.3　眼底荧光血管造影(FFA)

眼底荧光血管造影可以发现许多肉眼和彩照无法发现的病变，是诊断糖尿病视网膜病变的重要方法，也是指导医师进行针对性治疗的重要参考依据(图 4-14)。FFA 不是每次检查都要进行的,一般病情比较严重或病情发生变化时才进行。检查时我们需要将造影剂注入静脉,然后使用仪器拍摄视网膜血管的血流情况和变化。虽然这是一项有创的检查,但造影剂本身无全身毒性作用，只有大概 1/20 000 的概率会有全身过敏反

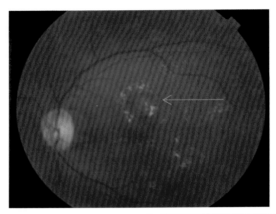

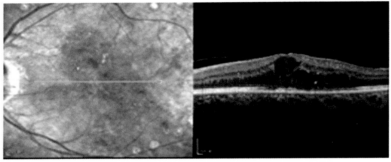

图 4-11　M 期,黄斑水肿(箭头所示,上图为眼底彩照,下图为 OCT)

应,所以造影前我们都要进行皮试。造影后 48 小时内皮肤和小便颜色可能偏黄,这是正常的,建议多喝水以促进造影剂排出。

■ 1.7　糖尿病视网膜病变的治疗方法

1.7.1　全身病情控制

　　糖尿病视网膜病变的治疗根本是控制糖尿病, 尽可能通过饮食及药物将血糖控制在正常范围内。积极参加运动,控制正常血压和血脂对保持

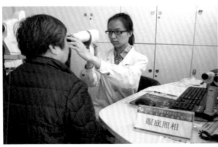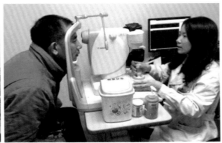

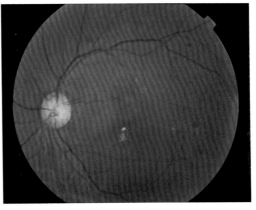

图4-12　眼底照相检查

病情稳定也至关重要。

　　(1)血糖:严格控制血糖是防治糖尿病眼病的根本措施。原则上应当将血糖控制到正常或接近正常水平,糖化血红蛋白控制在6.5%以下。

　　(2)血压:目前认为,血压升高可加重糖尿病视网膜病变。当高血压得到控制时,荧光渗漏会显著减轻,故应对糖尿病合并高血压病的患者控制血压。肾素血管紧张素抑制剂在糖尿病视网膜病变中的应用是有意义的。有研究表明,1型糖尿病应用血管紧张素转化酶抑制剂治疗可以显著降低50%的糖尿病视网膜病变进展。

　　(3)体重:体重升高可使胰岛素敏感性下降,血糖升高,会间接促进糖尿病视网膜病变的发生发展。控制体重为糖尿病视网膜病变的防治措施

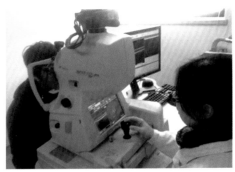

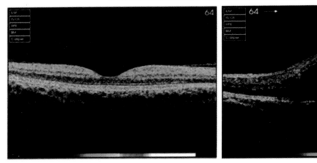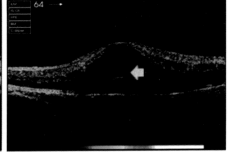

图 4-13　OCT 检查

之一。

　　(4)生活习惯:糖尿病视网膜病变的发生发展还与不良嗜好有关,例如吸烟、饮酒。吸烟会增加糖尿病视网膜病变发生率,是 2 型糖尿病发生糖尿病视网膜病变独立的可控风险因素。相比吸烟者,不吸烟者糖尿病视网膜病变的 6 年发生率低 1/3,戒烟有助于预防糖尿病视网膜病变的进展。

1.7.2　激光光凝治疗

　　视网膜激光光凝术是目前为止可争取患者保持一定视力的主要治疗方法。在最佳治疗时机给予合理正确的干预性治疗,以便有效控制病情(图 4-15)。视网膜激光光凝术包括格栅样光凝、局部光凝和全视网

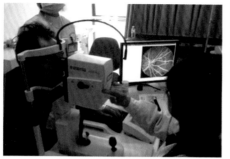

A 眼底造影

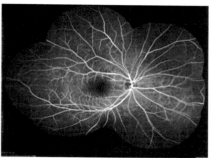

B 正常眼底造影

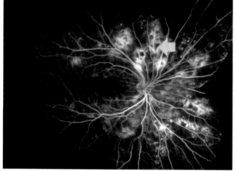

C 糖尿病视网膜病变眼底造影

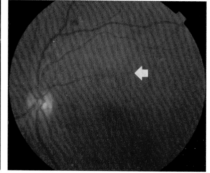

D-1 眼底彩照显示视网膜只有
少数出血点

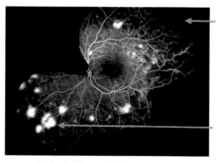

周边视网膜血管
闭塞，导致视网
膜供血不足

视网膜缺血刺激
不成熟新血管生
长，即"视网膜新
生血管"

D-2 眼底造影显示病变已经十分严重

图 4-14 FFA 检查

膜光凝。治疗能最大限度地控制疾病进展,保存视力,但不能使丧失的视力恢复。

1.7.3 玻璃体腔注药术

玻璃体腔注入雷珠单抗、康柏西普等抗血管内皮生成因子药物以消除黄斑水肿,并辅助玻璃体手术开展等。但需要多次注射,费用较高。目前我国商用的抗血管内皮生成因子药物主要有雷珠单抗及康柏西普两种眼用注射液(图 4-16)。

1.7.4 玻璃体切割术

玻璃体切割术可以清除眼内大量出血,修复牵拉或脱离的视网膜,使患者恢复部分视力,并控制疾病进展。但如果病程久、病变非常严重,则手术效果有限(图 4-17)。

玻璃体切割术治疗增殖期糖尿病视网膜病变的适应证如下。

(1)玻璃体积血:以往建议 1 型糖尿病玻璃体积血和 2 型糖尿病玻璃体积血应分别在出血 3 个月内和 6 个月内行玻璃体切割术。随着玻璃体手术技术尤其微创技术的发展,对手术干预时间的选择已经大有改善。一般出血 1 个月不吸收,就考虑手术干预,早期及时处理原发出血病因,控

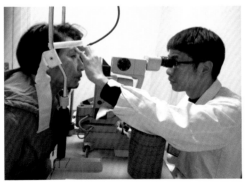
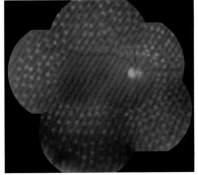

图 4-15　视网膜激光光凝术

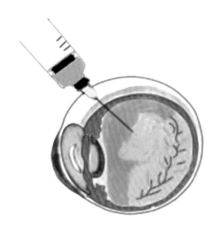

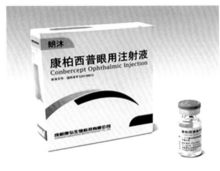
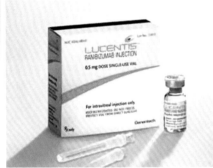

康柏西普　　　　　　　　　　　雷珠单抗

图 4-16　玻璃体腔注药

制病情进展,以恢复患者视功能。

　　(2)牵拉性视网膜脱离合并早期黄斑脱离:①黄斑脱离——当视网膜脱离累及黄斑,患者视力立即下降,需要立即进行玻璃体切割术治疗。②黄斑外牵拉性脱离——对于黄斑旁牵拉或引起黄斑扭曲的病例, 如患者出现视物变形,中心视野视力减退,也应尽早手术治疗。

　　(3)牵拉裂孔性视网膜脱离:如果发生牵拉裂孔性视网膜脱离,不管黄斑是否累及,应立即做玻璃体切割术。

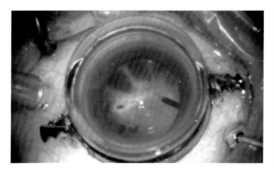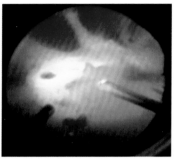

玻璃体切割术的术中截图

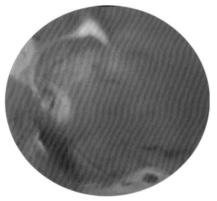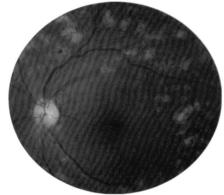

术前眼底视网膜前、视盘表面白色增殖　　玻璃体切割术后,视网膜前及视盘表面的
膜牵拉,视盘下方新生血管膜出血　　　　增殖膜剥除,散在陈旧性激光光凝斑

图 4-17　玻璃体切割术

(4)严重纤维血管增生:部分患者玻璃体没有后脱离,尽管已行全视网膜光凝,但活动性新生血管和纤维增生仍迅速发展,应立即行玻璃体切割术。

(5)黄斑前致密出血:出血限制在黄斑区视网膜与玻璃体后皮质之间的间隙内,需行玻璃体切割术进行治疗。

(6)牵拉性黄斑水肿:黄斑部视网膜前增厚绷紧的玻璃体后皮质牵拉形成黄斑水肿,需进行玻璃体切割术。

(7)眼前节新生血管伴屈光间质混浊:如出现致密的玻璃体积血伴进行性虹膜红变,应及时做玻璃体切割术和眼内全视网膜光凝,诱导新生血管退化。

1.8 糖尿病视网膜病变的自然病程

非增殖期糖尿病视网膜病变如未经规范治疗, 未对全身病情进行及时控制,可进展成为增殖期糖尿病视网膜病变,即出现视网膜新生血管及玻璃体积血等;如视网膜新生血管未及时控制,可形成纤维增殖,导致牵拉性视网膜脱离及新生血管性青光眼, 从而导致患者视力丧失及眼球萎缩。眼压无法控制将导致眼球疼痛并需要眼球摘除等严重并发症。

1.9 糖尿病视网膜病变经过治疗后的转归

非增殖期糖尿病视网膜病变经过全视网膜激光光凝术治疗, 可稳定病情,降低进展为增殖期糖尿病视网膜病变的概率。糖尿病性黄斑水肿可通过激光光凝术、抗血管内皮生长因子治疗而缓解,并提高视力。增殖期糖尿病视网膜病变可通过玻璃体切割术或青光眼手术进行治疗而控制病情,从而提高患者视力,并缓解症状。

1.10 糖尿病视网膜病变的随访和转诊原则

1.10.1 糖尿病视网膜病变的转诊指征

在社区卫生服务机构, 疾病筛查医师可根据患者主诉及眼底彩照检查判断患者病情是否有恶化。当患者出现视觉变化或体征变化时,要高度警惕,尽快转诊,以把握最佳治疗的时机。

(1)眼部症状(图 4-18):视力下降,眼前黑影飘动,某个方向有黑幕遮挡感,此时要高度警惕黄斑水肿、眼底出血或视网膜脱离的情况,应及时转诊,尽快到专业眼科诊疗机构做进一步检查及治疗。

(2)眼部体征:患者查体出现 R1 期以上的临床改变,需尽早转诊至专业眼科诊疗机构做进一步检查治疗。

(3)屈光介质混浊影响眼底观察,或出现不明原因的视力下降。

1.10.2 糖尿病视网膜病变的随访指导意见

对于糖尿病视网膜病变患者的随访,应根据病程及病情的不同,参照 2014 年的《我国糖尿病视网膜病变临床诊疗指南》,确定随访周期。

(1)病程及糖尿病类型不同,随访时间建议如表 4-1 所示。

(2)糖尿病病情发展不同,随访时间建议见第 3 章的表 3-2。

但期间如果患者有视觉症状,如眼前有黑的"漂浮物""蝌蚪""蚊子"或"蜘蛛网",或视力突然下降、眼前黑幕遮挡感、看东西变形等,应及时到眼科医院检查眼底。

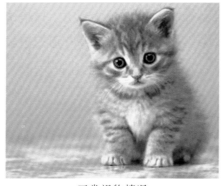
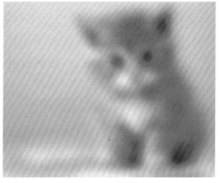

正常视物情况　　　　　　　　　　视物模糊情况

图 4-18　视力下降症状

表 4-1　糖尿病视网膜病变的首次眼底检查时间建议

类型	首次眼底检查时间
1 型糖尿病	青春期前或青春期发病,可在 12 岁开始筛查;青春期后发病,一旦诊断即进行筛查
2 型糖尿病	确诊时
妊娠糖尿病	妊娠前或妊娠初 3 个月

■ 1.11　糖尿病视网膜病变的阅片

1.11.1　阅片方法

糖尿病视网膜病变的眼底照相阅片是糖尿病视网膜病变筛查中很重要的步骤,通过对眼底照相所获得的眼底照片的阅读,可以了解糖尿病眼底病变的发展情况、病变的严重程度,以及是否合并其他眼病,并且对于糖尿病视网膜病变的诊断、治疗,以及对预后的了解和疾病的控制有很大的帮助。

1.11.2　眼底图像来源及处理

社区卫生服务机构医务人员通过坐位眼底照相机或手持式眼底照相机来拍摄糖尿病患者的眼底图像,并通过网络传输至糖尿病视网膜病变防治中心(专业眼科诊疗机构,由有经验的眼底病专科医师进行阅片)。

1.11.3　眼底图像影像质量要求

要求位置正确,对焦清晰,曝光适中。如果没有屈光间质混浊的影响,要求能够清晰显示视网膜及视盘的结构(视网膜血管管壁、视网膜神经纤维层、视盘盘沿表面微血管及视杯内筛板结构清晰可见)。

1.11.4 正常眼底图

关注点：视网膜色泽、视乳头、黄斑、视网膜血管（图4-19）。

（1）视网膜色泽。依据视网膜和脉络膜色素含量的不同，眼底可分为几种类型（图4-20）。

（2）视乳头，也叫视盘。视网膜由黄斑向鼻侧约3mm处有一直径约1.5mm、境界清楚的淡红色圆盘状结构，即为视乳头。视网膜上视觉纤维汇集穿出眼球的部位，是视神经的始端。

（3）黄斑。视觉最敏锐部位，位于视乳头颞侧1.5~2PD（视盘直径）。检眼镜的检查部位为后极部色调最暗区域，呈暗红或红褐色。黄斑中央部有一很小的凹陷，称为中心凹，检查眼底时呈针尖样光亮点，称为中心凹反光。

（4）视网膜血管。正常视网膜血管透明，检眼镜下所见为其血柱。视网膜动脉鲜红，静脉暗红，两者境界分明。视网膜动静脉管径在第一分支以后的比例一般为2:3。

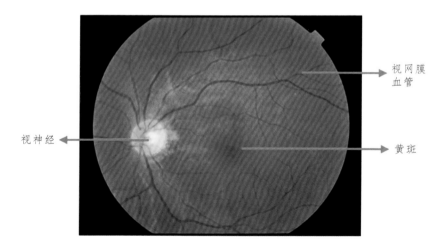

图4-19 正常眼底图的关注点

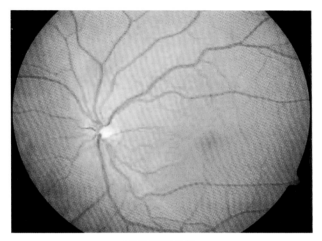

正常眼底色泽

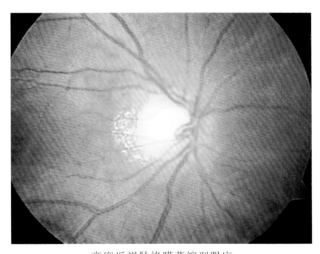

高度近视脉络膜萎缩型眼底

图 4-20 两种类型眼底

1.11.5 糖尿病视网膜病变的特征表现

视网膜毛细血管微血管瘤形成、血管扩张、管壁渗漏造成视网膜水肿、渗出、出血,进而发生毛细血管和小动脉闭塞、视网膜缺血、视网膜新生血管生长。新生血管引起视网膜和玻璃体大量出血。随着纤维组织增殖,形成增殖性玻璃体视网膜病变,进而发生牵拉性视网膜脱离。

(1)非增殖期病变

• 微血管瘤:视网膜微血管瘤是糖尿病视网膜病变的特征性表现(图4-21),是该病最早的可靠体征。在检眼镜下表现为边界清晰的红或暗红色小圆点,其直径一般为15~60μm。

• 出血:早期视网膜的出血位置较深(图4-22),常在内核层,其形态为圆形或不规则红色小出血点,呈斑点状。

• 硬性渗出:又称为蜡样渗出,为大小不等、边界清晰的蜡黄色点片状渗出(图4-23)。硬性渗出可无规则地分布于眼底。若位于黄斑部,则可沿Henle纤维分布而呈完全或不完全的星芒状。

• 棉絮斑:又称软性渗出,为大小不等、形态不规则、边界不清晰的灰白色斑,呈棉絮状或绒毛样(图4-24)。多数在大血管附近。棉絮斑的出现表明糖尿病视网膜病变已较严重。

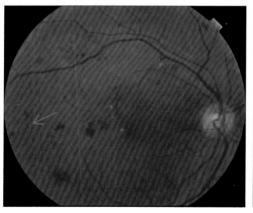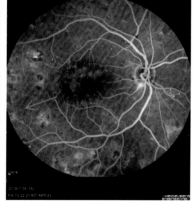

图4-21 微血管瘤(箭头所示)

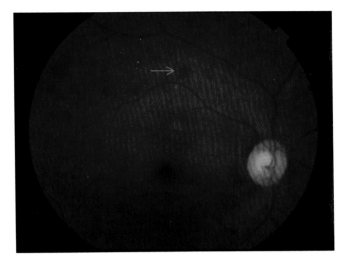

图 4-22　后极部视网膜散在斑点状出血(箭头所示)

(2)增殖性病变

● 新生血管:新生血管形成是增殖性糖尿病视网膜病变的最重要标志(图 4-25)。

● 玻璃体积血:新生血管常在玻璃体后界面与视网膜之间潜在间隙中增殖。新生血管管壁结构不健全,本身就易发生出血,再加上纤维膜收缩牵拉新生血管会使其破裂,常发生玻璃体积血(图 4-26)。

● 纤维增殖:新生血管未进行控制治疗,随病情进展,产生纤维增殖,多表现为主要沿上下血管弓生成的灰白色增殖膜(图 4-27)。

● 牵拉性视网膜脱离:进入玻璃体内的纤维血管膜和(或)积血不完全吸收所形成的机化条带可发生收缩,对视网膜产生牵拉,从而可使视网膜扭曲,甚至发生牵拉性视网膜脱离(图 4-28)。

● 虹膜红变与新生血管性青光眼:在广泛的视网膜毛细血管闭锁的基础上,虹膜与房角也可出现新生血管,使房水排出受阻,眼压升高,即为新生血管性青光眼(图 4-29)。

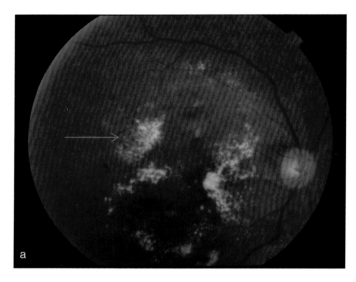

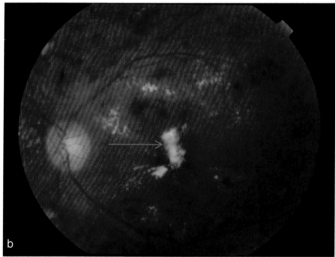

图 4-23　后极部视网膜可见大量黄白色渗出（箭头所示）

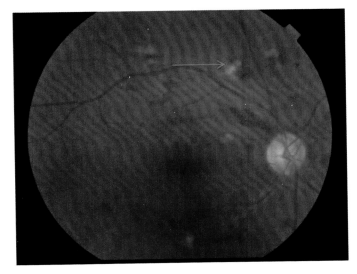

图 4-24　视盘上方可见棉絮斑（箭头所示）

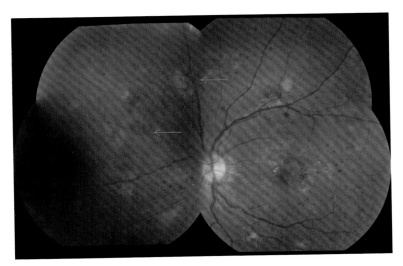

图 4-25　上方及鼻侧视网膜新生血管（箭头所示）

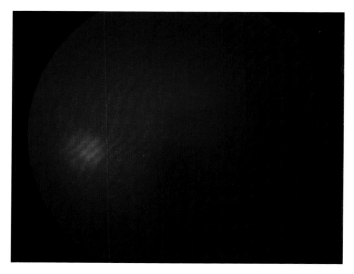

图 4-26　玻璃体腔大量积血，眼底窥视不清

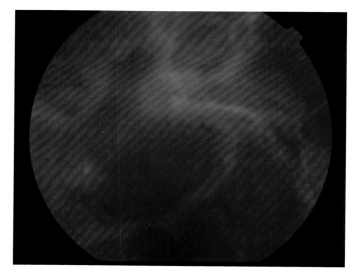

图 4-27　全视网膜可见大量纤维增殖膜

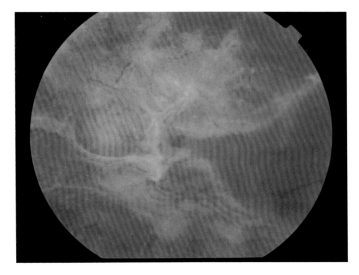

图 4-28　眼底可见大量纤维增殖膜,牵拉视网膜脱离

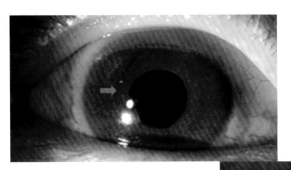

瞳孔缘可见大片新生血管
(箭头所示)

此图为左图箭头放大所示

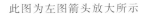

图 4-29　虹膜新生血管

（3）糖尿病性黄斑病变

糖尿病性黄斑病变包括侵犯黄斑区的视网膜病变，如黄斑水肿渗出、黄斑缺血及增殖性糖尿病视网膜病变对黄斑的侵犯。

● 黄斑水肿：糖尿病性黄斑水肿是非增殖性糖尿病视网膜病变视力减退的最常见原因（图 4-30）。其发生率在轻度非增殖性糖尿病视网膜病变中为 3%，在中-重度非增殖性糖尿病视网膜病变中增至 38%，而在增殖性糖尿病视网膜病变中高达 71%。

● 黄斑缺血：轻微的黄斑缺血造影提示局部拱环扩大（图 4-31）及局部毛细血管消失，严重时末梢小动脉闭塞导致大片毛细血管无灌注。

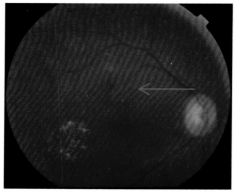

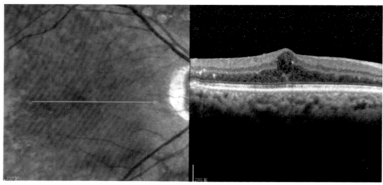

图 4-30　黄斑水肿（箭头所示）

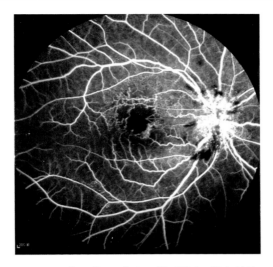

图 4-31 黄斑缺血,黄斑区拱环扩大(箭头所示)

● 黄斑区增殖膜:增殖期异常增生组织牵拉影响黄斑的解剖和功能
(图 4-32)。

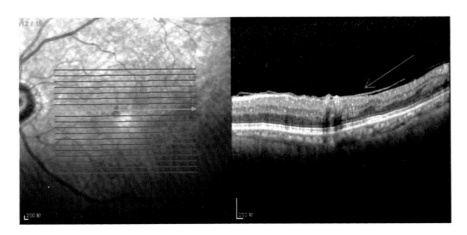

图 4-32 黄斑区纤维增殖膜(箭头所示)

2. 眼科常规检查

2.1 视力检查

2.1.1 设备

标准对数视力表(远近视力表)。

2.1.2 视力

视力即视觉分辨力,眼睛所能分辨外界二物点间最小距离的能力,通常以物体两端与眼第一结点所成夹角即视角来表达。常用视角倒数来表示视力。WHO 规定,两眼中较好矫正视力低于 0.3 为低视力,低于 0.05 为盲。

2.1.3 远视力检查

标准对数视力表(2.5 米)进行视力检查。视力表安装为 2.5 米距离,被检者取坐位向正前方平视时,眼和视力表 1.0 的符号在同一水平线上(图 4-33)。

2.1.4 标准对数视力表检查方法

标准对数视力表检查方法为:

(1)被检者位于视力表正前方 2.5 米处,用遮眼板遮盖左眼,先检查右眼,再检查左眼。

(2)从视力表第一行字开始识别,按照顺序逐步识别第二行、第三行……但每一行的字必须全部准确识别,才移到下一行。能读出的最下一行必须能读出 3 个 E 以上。倘若对某行标记部分能够看对,部分认不出,

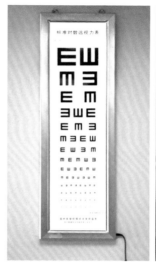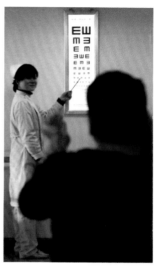

图 4–33 远视力检查

如"0.8"行有三个字不能辨认,则记录"0.8–3",如该行只能认出三个字,则记录为"0.6+3",余类推。

(3)1.0 即为正常视力。如被检者仅看到第一行字,视力为 0.1;若被检者看不到第一行字,嘱其向视力表移位到 2.0 米处,可看到第一行字,视力为 0.08;移位到 1.5 米处,可看到第一行字,视力为 0.06;移位到 1.0 米处,可看到第一行字,视力为 0.04;移位到 0.5 米处,可看到第一行字,视力为 0.02。

(4)若在 0.5 米处,看不到第一行字,嘱被检者坐回原位,医师将手指置于被检者眼前,嘱其数指,记录指数/厘米数,如被检者在最远距离 50cm 处可分辨指数,记录 FC/50cm。

(5)若被检者在眼前仍看不到手指,医师将手掌置于被检者眼前,轻轻左右摆动,嘱其分辨,记录手动/厘米数,如被检者在最远距离 30cm 处可分辨手动,记录 HM/30cm。

(6)视力为数指或手动者,需检查光感及光定位。如不能辨认手动,应测有无光感。光感检查应在长 5 米的暗室内进行，嘱被检者用手遮盖一眼，不得透光。检者持手电在被检者的眼前方，时亮时灭，让其辨认是否有光。如 5 米处不能辨认，则将光移近，记录能辨认光感的最远距离。如 LP/30cm，只有眼前能看到光亮，记录为眼前光感。

(7)有光感者，尚需检查光定位。方法是嘱被检者注视正前方，在眼前 1 米远处，分别将灯光置于正前上、中、下，颞侧上、中、下，鼻侧上、中、下共 9 个方向，嘱被检者指出灯光的方向，并记录之，能辨明者记"+"，不能辨出者记"-"，并注明鼻、颞侧。无光感者说明视力消失，临床上记录为"无光感"。

■ 2.2 裂隙灯显微镜检查

裂隙灯显微镜是眼科常用的临床检查器械之一(图 4-34)。裂隙灯显微镜由两部分组成，即照明系统及观察系统。可使物像放大约 16 倍，双眼观察具有立体感。裂隙灯显微镜有 6 种检查方法：弥散光照明法、直接焦点照明法、后部照明法、角膜缘分光照明法、镜面反光照明法、间接照明法等。临床上最常用的是弥散光照明法(图 4-35)和直接焦点照明法(图 4-36)。

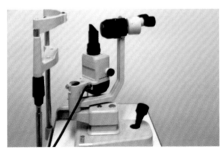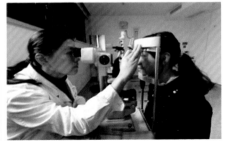

图 4-34　裂隙灯检查

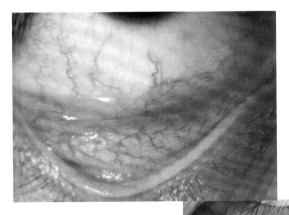

球结膜(弥散光照明法)

睑板腺口阻塞(弥散光照明法)

图 4-35 裂隙灯弥散光照明法检查

检查方法

(1)清洁、消毒裂隙灯额托和颌架。

(2)检查应在暗室内进行。患者取坐位,下巴放在下颌支架上,前额紧贴支架横档,调节支架高度,使被观察的外眦角与支架上的黑色标记处于同一水平。

(3)嘱患者先闭眼,检查者先调整好目镜,再在上睑皮肤上调节照明光线的焦点至清晰,再嘱患者睁眼检查。

(4)应按顺序检查结膜、角膜、前房、虹膜、晶状体和前部玻璃体。

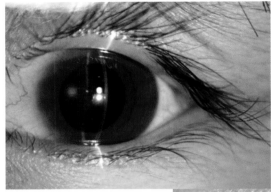

正常中央前房（直接焦点照明法）

正常周边前房（直接焦点照明法）

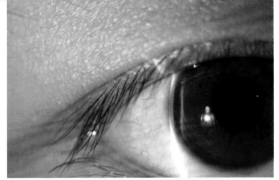

图 4-36　裂隙灯前房检查

（5）可加用眼压计、房角镜及前置镜等附件。

（6）配合前置镜可进一步检查眼底。

■ 2.3　裂隙灯显微镜联合前置镜检查

前置镜检查具有照明亮、视野宽、立体感强等优点，并且使用过程中不接触角膜更安全。此外，正常瞳孔下也可以检查眼底，即使屈光介质混浊，通常也能获得较满意的后极部眼底像。前置镜下观察到的眼底成像是倒置的，要熟练掌握前置镜的运用，需要一定的实践过程。前置镜的另一个优点是,熟练掌握后可在不散瞳情况下观察后极部眼底(图 4-37)。

■ 2.4　直接检眼镜

直接检眼镜是适合社区医务人员观察眼底的设备(图 4-38),观察眼底为正像,放大倍数大。直接检眼镜主要适合观察后极部视网膜,但容易受屈光介质混浊影响。

检查方法

(1)被检者采用坐位或卧位,常选为坐位。被检者向正前方固视一个

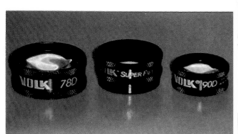
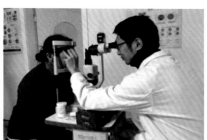
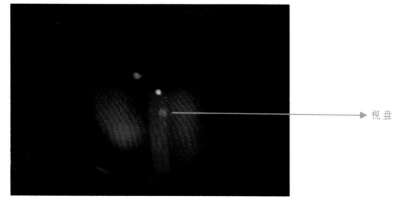

视盘

图 4-37　裂隙灯联合前置镜检查

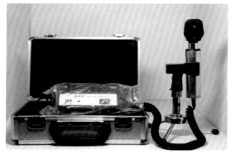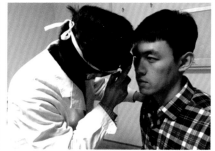

图 4-38　直接检眼镜检查

目标。 检查者右手持镜,位于患者的右侧,用右眼检查患者的右眼(检查者左手持镜,位于患者的左侧,用左眼检查患者的左眼)。

(2)检查时检查者由远到近对准患者的瞳孔区,距离为 10~15cm。

(3)屈光度盘调到+8~+10D,嘱患者上下左右转动眼球,检查屈光间质有无混浊。将转盘转至 0D,再逐渐移到患者眼前 2~3cm 处,转动屈光度盘直到看清视网膜结构,首先应找到视乳头,根据血管走行方向从视乳头开始依次检查颞上方、颞下方、鼻上方、鼻下方象限视网膜。嘱患者注视灯光,从而可看到被检者的黄斑结构。

(4)描述视盘边界、颜色、C/D 比、凹陷程度、血管走行、管径大小、动静脉比例、血管有无搏动、视网膜是否平伏、黄斑色素分布情况、中心凹反光等情况。

■ 2.5　间接检眼镜

间接检眼镜的成像为倒立放大虚像,放大约 4 倍,具有立体感强、景深大、视野宽等特点,适合在散瞳情况下检查眼底。检查远周边部,需要巩膜压迫器在眼睑外顶压(图 4-39)。

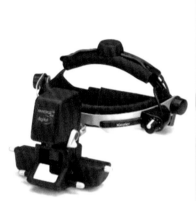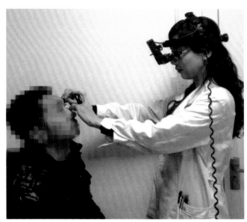

图4-39 间接检眼镜检查

检查方法

(1)在暗室中检查,检查者调整好目镜、瞳距及反射镜的位置。开始先用较弱的光线观察,看清角膜、晶状体及玻璃体的混浊,然后将光线直接射入被检眼的瞳孔。

(2)一般将+20D物镜置于被检眼前5cm处,患者平卧位或坐位,检查者以拇指及示指或中指持物镜,小指做支点固定于受检眼之眶缘,使物镜与眼表面距离约5cm。

(3)被检眼、物镜及检查者的头固定不动,当看到视乳头及黄斑时再将物镜向检查者方向移动, 在被检眼前5cm处可清晰见到视乳头及黄斑部的立体倒像。检查眼底其余部分时,应使被检者转动眼球以配合检查,检查者围绕被检者的头移动位置,手持的物镜及检查者的头也随之移动。

(4)所查的成像为倒像。检查眼底的远周边部,需结合巩膜压迫法。金属巩膜压迫器戴在检查者右手的中指或示指上, 将压迫器的头置于被检眼相应的眼睑外面,必要时可行表面麻醉,然后自结膜囊内进行检查。操作时应使检查者的视线与间接检眼镜的照明光线、物镜的焦点、被检的眼位、压迫器的头部保持在一条直线上。

(5)按顺序检查眼底,最好能绘图。

■ 2.6 台式免散瞳眼底照相机

台式免散瞳眼底照相机(图 4-40)主要通过小瞳摄像系统,并采用低强度的红外光作为照明光源, 不会引起反射性缩瞳。相对直接检眼镜,其操作更简单,社区医务人员稍加训练即可熟练操作,并可记录眼底图像。总之, 台式免散镜眼底照相机是眼底病筛查必不可少的工具之一。

检查方法

(1)准备:机器进入待用状态(包括检查电池盒、插入数据卡等);保持拍片室内一定的黑暗度(约 5 勒克斯或不能阅读报纸)。

(2)嘱被检者舒适地坐在眼底照相机前,固定好头部(下巴置于下巴

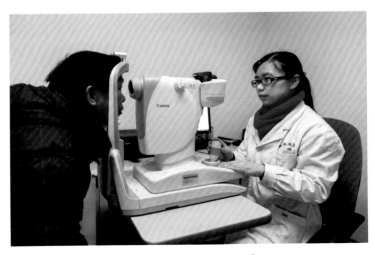

图 4-40　台式免散瞳眼底照相机

支架上,前额紧贴前额支架),由医师旋转下巴支架的高度旋钮,使被检者眼睛水平线与支架上高度调节标记平齐。

(3)医师通过滑动前部面板的操作杆,使镜头对准被检者眼睛(一般先拍右眼)。

(4)嘱被检者注视内置式固视灯,固定眼球,由医师调节瞳孔的位置。通过旋转面板上的高度调节钮及左右倾斜操作杆,使被摄眼的瞳孔位于监测器屏幕中央的取景环内,并使三个圆点清晰地落于内部取景环内,从而达到最佳工作距离。

(5)前后倾斜操作杆使分裂的瞳孔像恢复圆形。

(6)按下"ALIGNMENT"按钮,监控器屏幕上显示眼底图像。

(7)旋转面板上的"LAMP"旋钮以调整亮度,并调节对焦旋钮,校准劈裂线成一条水平线。

(8)按下快门拍照。

(9)被检者闭眼休息5分钟后,继续按照(3)~(8)步骤拍摄左眼。

(10)拍摄完毕,电脑下载图像并按序储存备用。

备注:当被检者的瞳孔直径小于4毫米时,可采取通过增进环境的暗度,使被检者瞳孔散大的措施,或可尝试"小瞳孔(SP)"模式。

不成功者,可用药物(复方托吡卡胺)散瞳(闭角型青光眼者禁忌散瞳)。

■ 2.7 手持式免散瞳眼底照相机

手持式免散瞳眼底照相机(图4-41),安全快捷、重复性好、敏感、精确度高,即时可见结果。同时,可通过计算机进行图像放大、储存、网络传输、远程会诊、视频教育,使它成为眼科医师临床筛查的重要诊断工具之一。

免散瞳以黄斑为中心的40°单视野眼底照相检查,能客观记录各种不同程度的糖尿病视网膜病变损害,其简单易行,费用低廉,图像易得、直观,并且易于保存和记录,可作为糖尿病视网膜病变的优化筛查诊断

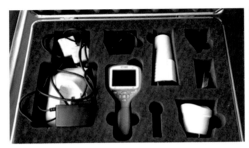
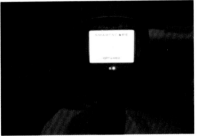

图 4-41　手持式免散瞳眼底照相机

方法。

检查方法

（1）准备：机器进入待用状态（包括检查电池盒、插入数据卡等）；保持拍片室内一定的黑暗度。

（2）嘱被检者保持坐位，由医师左手拇指、示指握持镜头，第 4、5 指固定于被检眼上眶缘。

（3）医师通过滑动前部面板的操作杆，使镜头对准被检者眼睛（一般先拍右眼）（图 4-42）。

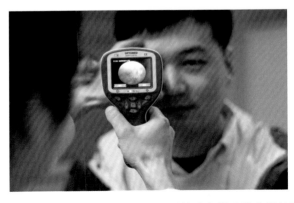
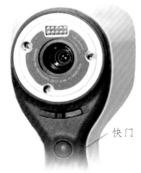

快门

图 4-42　手持式免散瞳眼底照相机的操作

(4)嘱被检者注视内置式固视灯,固定眼球,由医师调节瞳孔的位置。通过旋转面板上的高度调节钮及左右倾斜操作杆,使被摄眼的瞳孔位于监测器屏幕中央的取景环内,并使三个圆点清晰地落于内部取景环内,从而达到最佳工作距离。

(5)前后倾斜操作杆使分裂的瞳孔像恢复圆形。

(6)按下"ALIGNMENT"按钮,监控器屏幕上显示眼底图像。

(7)旋转面板上的"LAMP"旋钮以调整亮度,并调节对焦旋钮,校准劈裂线成一条水平线。

(8)按下快门拍照。

(9)被检者闭眼休息5分钟后,继续按照(3)~(8)步骤拍摄左眼。

(10)拍摄完毕,电脑下载图像并按序储存备用(图4-43)。

3. 社区筛查工作

糖尿病视网膜病变的社区筛查工作是糖尿病视网膜病变筛查防治体系中最重要、最基础的工作,筛查方式包括流动点筛查、固定点筛查以及远程筛查。社区卫生服务机构医务人员主要参与流动点筛查工作及远程筛查工作,本章节主要介绍社区卫生服务机构医务人员在流动点筛查及

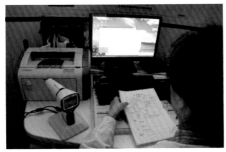
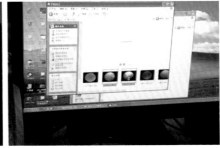

图4-43 图片存储

远程筛查工作中的角色和职责(具体社区筛查工作开展详见第 3 章)。

■ 3.1 流动点筛查

对于社区卫生服务机构医务人员在流动点筛查工作中的角色,主要是在眼底病专科医师和患者之间起着沟通桥梁作用,他们主要负责检查前糖尿病视网膜病变知识宣教、通知召集、场地准备、秩序维护、现场筛查询问病史、检查全身情况等工作。

3.1.1 准备工作

(1)通知召集:筛查工作开展前,由社区卫生服务机构医务人员提前通知社区管辖的糖尿病患者前来筛查,告知受检者具体时间、地点。短信或电话通知,或社区相关告示。同时,控制筛查人数,保证筛查质量。

(2)宣传教育:筛查前由社区卫生服务机构医务人员对患者做好解释、宣传工作,使患者从心理上和生理上达到正常、平静状态,自觉接受检查。宣传方式要通俗易通,寓教于乐,从而使患者易于接受(具体详见第 5 章)。

(3)检查环境与条件准备:由社区卫生服务机构医务人员准备适合筛查的独立场所,并配置问卷调查区及检查区(所需环境及设备具体见第 3 章)。

(4)现场人员安排:由社区卫生服务机构安排相关工作人员。登记及表格填写 1 人,体格检查 1 人,视力检查 1 人,裂隙灯检查 1 人,眼底照相 1 人,上传照片及资料统计 1 人。

3.1.2 现场筛查

(1)询问病史:由社区卫生服务机构医务人员协助筛查人员进行病史询问并填写问卷(图 4-44),并组织协调现场秩序,协助专业眼科诊疗机构医师进行眼底筛查。

(2)全身情况测量:在筛查开始前,由社区卫生服务机构医务人员检

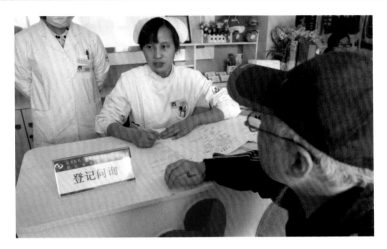

图 4-44 病史询问

测血压、血糖、体重、腰围、腹围等全身指标,并登记(图 4-45)。

(3)远视力检查:由专业眼科诊疗机构医务人员或者经过培训的社区卫生服务机构医务人员进行远视力检查。配备标准对数视力表(图 4-46)。

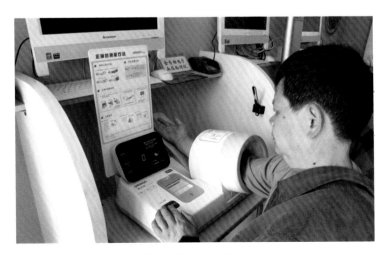

图 4-45 血压检测

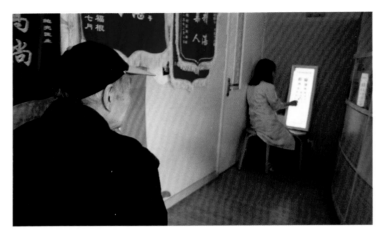

图 4-46 远视力检查

(4)眼前节及眼底检查:由专业眼科诊疗机构眼科医师进行眼科裂隙灯检查(图 4-47)及眼底照相检查(图 4-48)。

(5)资料整理及录入:由社区卫生服务机构医务人员按糖尿病视网膜病变的筛查表要求填写筛查结果,建立疾病档案,这些资料可以通过文件

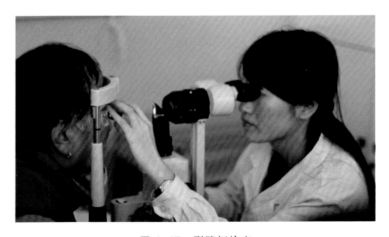

图 4-47 裂隙灯检查

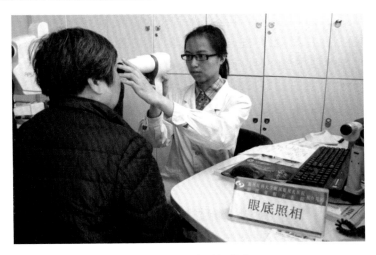

图 4-48　眼底照相检查

或计算机系统来管理。建立纸质档案时,由社区卫生服务机构医务人员将患者资料放入档案袋,并标明筛查者姓名,日期和地点等,将首次筛查表、眼底照片、随访记录等放入档案袋内(图 4-49)。

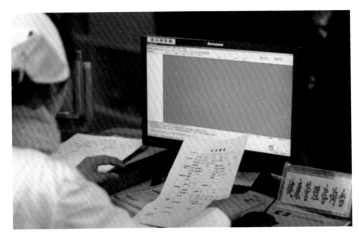

图 4-49　资料整理及录入

■ 3.2 远程筛查

糖尿病视网膜病变的远程筛查项目在发达国家运用较多,而在我国还缺乏类似的系统。通过远程医疗技术,对糖尿病视网膜病变患者进行早期检查,可明显降低患者的医疗费用。社区卫生服务机构只需配备经过简单培训的视力检查、眼底照相及数据处理人员就可以完成远程筛查工作,因此可广泛推广到我国大多数无眼底病专科医师的基层医疗机构。此外,远程筛查系统也可以获取患者的眼底照片,以供不同眼病分析人员独立诊断和分析,从而减少受眼科医师个人经验因素的影响。对于同一患者而言,进入定期筛查也便于糖尿病视网膜病变的随访。建立糖尿病视网膜病变社区远程筛查系统,其运行的成本比传统筛查系统明显降低。

3.2.1 远程筛查构成

(1)前台单位:社区卫生服务机构,2人,其中1人接受过眼科培训,1人能熟练掌握眼底拍照技巧。

(2)所需设备:标准对数视力表、免散瞳眼底照相机、数据处理和存储设备。

(3)后台单位:专业眼科医疗机构,3人,其中眼科专科医师2人,1人负责连接前台与后台两个单位间的数据处理平台及互联网的网络传输设备。

3.2.2 具体流程

(1)社区卫生服务机构医务人员进行筛查前准备工作,包括人员安排、场地设备准备(具体同前流动点筛查)。

(2)由经过专业眼科诊疗机构培训的社区卫生服务机构医务人员对社区中的糖尿病居民进行现场筛查,包括病史收集、双眼视力检查、双眼眼底照相(具体同前流动点筛查)。

(3)由社区卫生服务机构医务人员通过数据处理平台将资料打包后,

通过互联网传送到后台单位(图 4-50)。

(4)后台单位,即专业眼科诊疗机构医务人员,实时下载资料,并进行糖尿病视网膜病变的诊断、分级及提供处理建议(图 4-51),再经过互联网传输至前台单位。

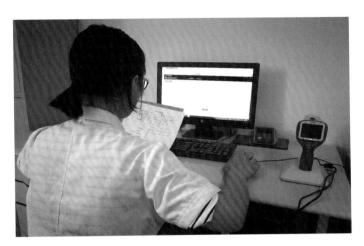

图 4-50　上传图片及资料

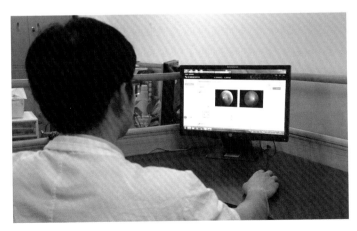

图 4-51　后台单位进行判图诊断

(5)前台单位工作人员将处理建议反馈给糖尿病居民。

4. 患者社区宣教

糖尿病视网膜病变是一种严重的致盲眼病,但是早期的筛查、定期的随访和及时的治疗可以极大地降低致盲率,因此必须使患者认识到定期眼科检查和随诊的重要性。严格控制糖尿病,包括血糖、血压、血脂等都对降低糖尿病并发症至关重要。目前,社区卫生服务机构已是我国医疗卫生服务所依靠的坚实的基础力量。社区卫生服务机构医务人员了解当地居民的基本健康情况,接触糖尿病患者的医务人员,有义务和责任开展糖尿病视网膜病变相关知识宣教,从而使糖尿病患者增强相关知识的认识,理解眼科检查的必要性,提高糖尿病患者眼部健康状况的管理率,增加糖尿病视网膜病变患者的治疗率,从而推进防盲治盲工作的进展。

■ 4.1 糖尿病患者教育现状

利用目前的干预和治疗手段,糖尿病视网膜病变患者的治疗有效率可达 90%。但是被社区医师或其他初次接触糖尿病患者的医务人员推荐到眼科接受检查的人数却远远低于糖尿病协会规定的标准。在一项流行病学研究中,2000 多名糖尿病患者中有 11% 的 1 型糖尿病患者和 7% 的 2 型糖尿病患者发展到高危增殖期糖尿病视网膜病变,却在 2 年内均没有接受过眼科检查。这说明,目前对糖尿病患者进行关于糖尿病视网膜病变的宣教工作存在一定欠缺。

■ 4.2 宣教的目的和意义

开展广泛的糖尿病视网膜病变保健宣教,有助于提高糖尿病性视网膜病变患者及高危人群对糖尿病视网膜病变的认识，是糖尿病视网膜病变防治工作的重要环节,有利于糖尿病视网膜病变患者较为系统、全面地掌握糖尿病视网膜病变系列知识。当患者自觉视觉出现问题时,能及时自我意识并寻求恰当的医护帮助,进行有效的自我监护和保健,从而减少糖尿病视网膜病变的发生率,减少对视功能的损害,提高糖尿病患者的生活质量。

4.3 宣教对象

社区卫生服务机构管辖范围内的糖尿病患者（无糖尿病视网膜病变、高危人群、糖尿病视网膜病变)及家属。

4.4 宣教注意点

避免医学用语,语言要通俗易懂,形象生动,寓教于乐,使患者印象深刻。

4.5 宣教内容

➢ 什么是糖尿病?

➢ 糖尿病可能引起哪些眼病?

➢ 什么是糖尿病视网膜病变?

➢ 糖尿病视网膜病变都有症状吗?

➢ 什么时候做眼部检查?

➢ 眼部检查有哪些?

➢ 糖尿病视网膜病变如何治疗?

■ 4.6 宣教方式

采用个别教育和集体教育相结合的方法。可以采取口头讲解、提问题、散发文字图册阅读、组织参加学习班、社区板报宣传、开展患者交流会和患者俱乐部等形式。

4.6.1 群体教育

定期组织患者学习班,可邀请眼底病医师来社区定期讲座(图 4-52)和筛查。宣教内容包括糖尿病视网膜病变的基本知识、早期临床表现、发病的危险因素、预防控制方法等,让所有患者有所了解和掌握,这是对糖尿病视网膜病变患者进行普及宣教的最主要方法。

4.6.2 小组教育

关于糖尿病视网膜病变的教育涉及面广,小组教育是针对个体差异而进行的另一种教育方式。根据患者的健康状况、知识层次、文化程度等因素,"因人施教,因病施教",易于理解,便于接受,这是对群体教育的补充。

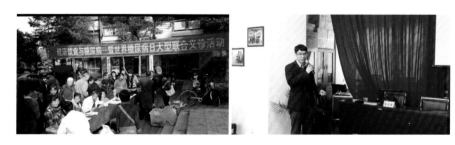

图 4-52 社区讲座

4.6.3　个别指导、电话随访、家庭随访

根据所掌握的糖尿病视网膜病变患者的情况进行合适的指导。糖尿病视网膜病变需要长期、及时随诊，可定期电话督促随访就诊。对于高危人群或已有糖尿病视网膜病变的患者，可行家庭随访或个别指导，指导他们及时进行相关检查，以便早期发现并发症，及时治疗。

4.6.4　组织患者交流会

邀请密切配合治疗、病情控制理想的患者介绍其成功经验，同时也请深受并发症之苦的患者谈其切身体会和教训（图 4–53）。病友之间的交流是最直接和最实际的，对患者影响最大。组织社区糖尿病患者参加专业眼科诊疗机构的糖尿病视网膜病变患者俱乐部，加强患友之间交流，增强疾病认识。另外，指导患者通过网络学习糖尿病相关知识，提高疾病防治意识。

4.6.5　图文教育

应用文字图册，如糖尿病视网膜病变患者手册、相关糖尿病视网膜病变书籍、社区板报宣传栏等进行图文教育，此方法形象生动、直接，患者可从图片中得到深刻启示。

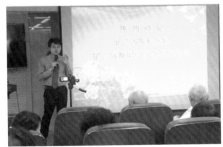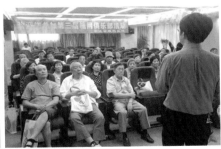

图 4–53　患者交流会

第 5 章

患者宣教工作

糖尿病视网膜病变是糖尿病最常见的并发症之一，也是致盲的主要原因之一。据统计，病程在 10 年者 50%出现该病变，15 年以上者达 80%。糖尿病视网膜病变的严重性与糖尿病的病程及是否接受正规的治疗有关。病情越重、病程越长、年龄越大，发病的机会相对增加。作为患者，需要对此病有自我观察、诊断和保健的相关知识。本章节将从糖尿病、糖尿病眼病和糖尿病视网膜病变的定义、症状、检查和治疗等方面对此病进行介绍。

1. 什么是糖尿病

（1）糖尿病的特征是血糖升高，有些人出现"三多一少"的症状（图5-1）。

（2）长期的高血糖会损伤全身器官的大血管和微血管，引起各种并发症（图 5-2）。

2. 糖尿病可能引起哪些眼病

糖尿病可以引起许多眼部病变，如下图 5-3 所示。

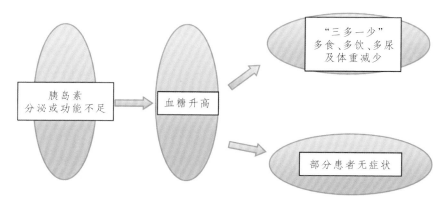

图 5-1 糖尿病的特征

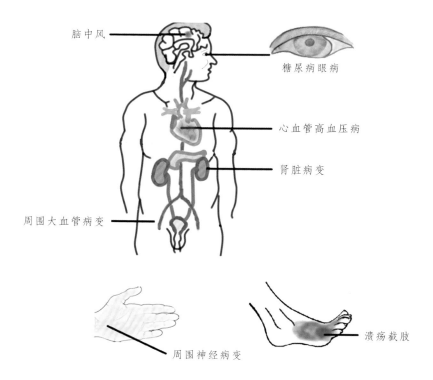

图 5-2 糖尿病患者长期高血糖会引起全身各种并发症

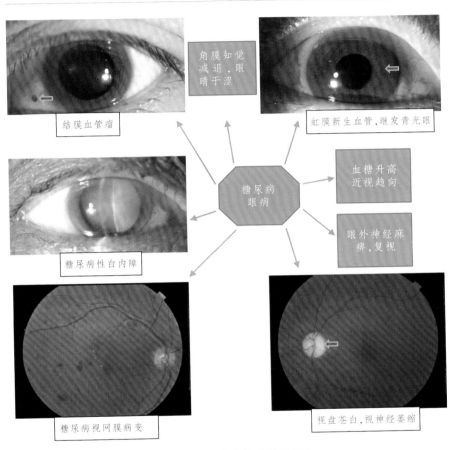

图 5-3 糖尿病常见的眼部病变

3. 什么是糖尿病视网膜病变

　　人的眼睛就像一个照相机(图 5-4)，前面的晶状体就是照相机的镜头，后面的视网膜就是照相机的底片，也叫做"眼底"。

　　眼睛的"底片"，也就是视网膜，是一个充满血管的组织，长期的高血

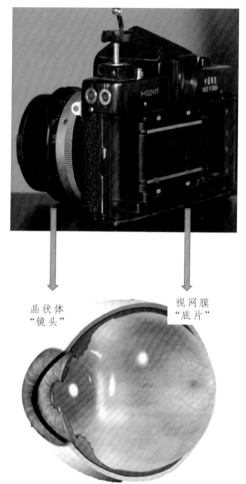

晶状体
"镜头"

视网膜
"底片"

图 5-4　正常眼睛结构示意图

糖很容易损害视网膜血管,引起视网膜病变,称为糖尿病视网膜病变。这是一种会导致失明的疾病,需要警惕!

(1)正常的眼底结构是怎样的(图 5-5)?

• 黄斑:非常重要的结构,因为它是我们看东西最清楚的结构,一旦黄斑受到破坏,就会出现严重的视力下降。

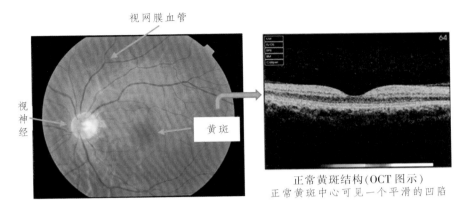

图 5-5　正常视网膜结构

- 视神经。
- 视网膜血管。

(2)糖尿病视网膜病变的早期有什么表现(图 5-6)?

- 出血:红色小点。
- 硬性渗出:黄色小点。

这个阶段我们需要对出血点很多的患者进行及时的治疗,以预防疾病进入下一个比较棘手的阶段。

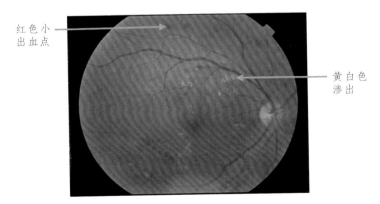

图 5-6　糖尿病视网膜病变早期表现:视网膜出血和渗出

大多数患者在早期无明显症状，部分患者即使有许多出血点也没有及时到医院就诊。

(3)糖尿病视网膜病变早期不治疗会怎么样？

糖尿病视网膜病变早期不治疗会出现视网膜新生血管，标志着糖尿病视网膜病变已经进入到比较严重的阶段,我们医师称之为"增殖期"(图5-7),会造成视力下降甚至失明,一旦发现需要立即治疗。

(4)什么是糖尿病性黄斑水肿？

各个阶段的糖尿病视网膜病变都可能发生黄斑水肿(图5-8)。

• 黄斑水肿有什么危害？黄斑是我们看东西最主要的结构,如果发生黄斑水肿,视力就会明显下降,并有可能出现视物变形、视物大小改变、颜色改变等症状。

• 黄斑水肿不治疗有什么后果？如果黄斑水肿不及时治疗,则长期的黄斑水肿会导致黄斑区细胞逐渐死亡萎缩,从而导致视力不可逆的下降。

4. 糖尿病视网膜病变都有症状吗

(1)糖尿病是眼睛的隐形杀手,糖尿病视网膜病变的早期往往无自觉症状。

(2)糖尿病视网膜病变的晚期可以出现视物模糊、视物变形、视物遮挡、视力突然下降等症状(图5-9)。然而,当感到视力明显下降时往往病变已经发展到严重阶段。糖尿病视网膜病变发展到晚期会严重影响视力甚至失明！

5. 什么时候做眼部检查

糖尿病视网膜病变的发生与患糖尿病的时间有关。据统计，病程在10年者50%出现该病变,15年以上者达80%。糖尿病病程越长、年龄越

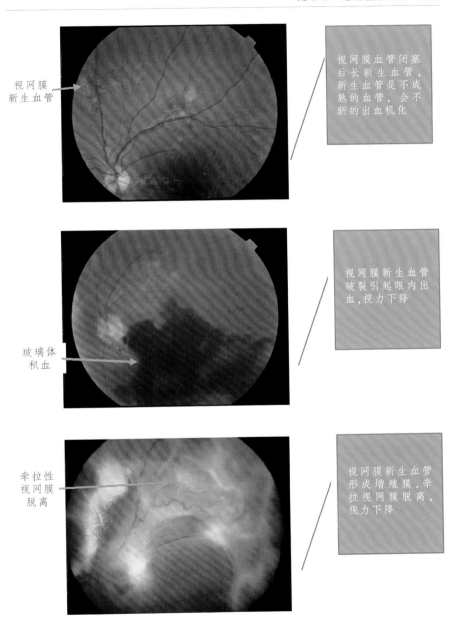

视网膜
新生血管

视网膜血管闭塞
后长新生血管，
新生血管是不成
熟的血管，会不
断的出血机化

玻璃体
积血

视网膜新生血管
破裂引起眼内出
血，视力下降

牵拉性
视网膜
脱离

视网膜新生血管
形成增殖膜，牵
拉视网膜脱离，
视力下降

图 5-7　糖尿病视网膜病变的"增殖期"眼底改变

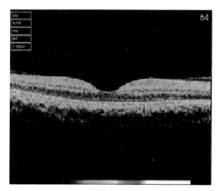 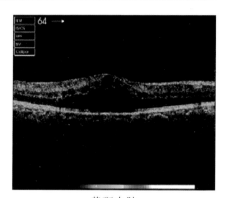

正常黄斑
中心凹光滑的凹陷

黄斑水肿
中心凹隆起

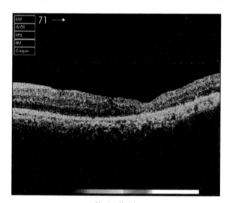

黄斑萎缩
不治疗,中心凹变薄

图 5-8　正常与异常的黄斑形态

大、血糖控制越差,糖尿病视网膜病变的发病率越高。

（1）一旦确诊糖尿病,尽早进行一次眼底检查:由于很多人在诊断为糖尿病时并不知道自己什么时候开始发生的糖尿病,并且由于糖尿病视网膜病变的早期通常无自觉症状,因此我们建议一旦被诊断为糖尿病的患者,应尽快进行一次眼部筛查,并遵照医师的医嘱进行复查。

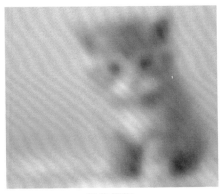
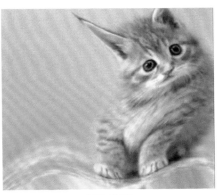

视物模糊　　　　　　　　　　　视物变形

图 5-9　糖尿病视网膜病变的晚期视力症状

　　(2)定期复查:如果患者忘记了医师建议的复查时间,下面的随访表可以作为参考(图 5-10)。

　　(3)终身检查:糖尿病视网膜病变是一种慢性的终身疾病,即使已经治疗,病情仍然可能发展,因此仍需要定期复查。如果病情稳定,可以适当延长复查时间。如果有特殊症状,如视力下降或眼睛胀痛等,就立刻至医院检查。

6. 眼部检查有哪些

　　当您来到医院检查眼睛的时候,一般眼科医师会根据情况,完成以下一系列的检查。

　　(1)视力检查和医学验光:视力检查主要反映您平时看东西的清晰程度。如果您的视力没有达到 1.0,我们会进一步进行医学验光(图 5-11),以了解您在矫正了潜在的近视、远视或散光后视力能不能达到 1.0。如果您的矫正视力仍不能达到 1.0,就可能存在眼部疾病。

　　(2)散瞳眼底检查(图 5-12 和图 5-13)

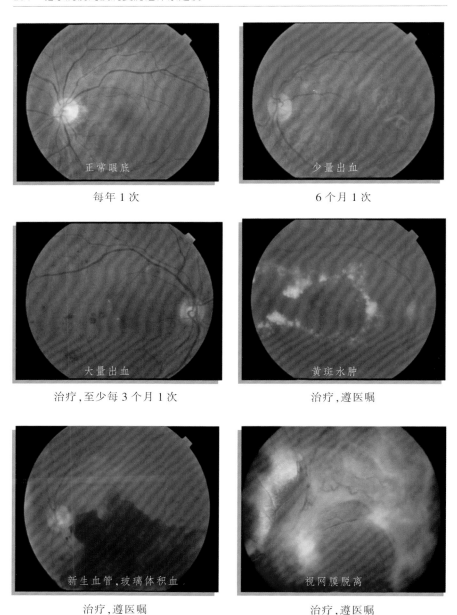

图 5-10　糖尿病视网膜病变的复查时间参考图表

(3)眼底照相(图 5-14)

● 目的:记录您的眼底情况,以方便与前一次对比。

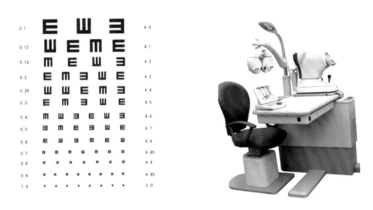

图 5-11 视力表及综合验光仪

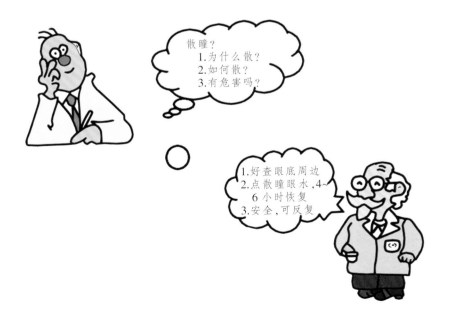

图 5-12 散瞳的相关疑问

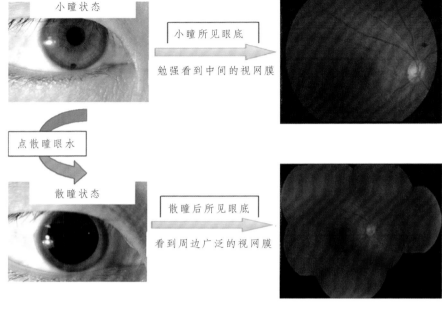

图 5-13　小瞳孔与散瞳孔下眼底观察的区别

　　● 优点:眼底照相经济、快速,工作原理与普通照相机类似,多次拍摄对人体没有伤害,因此建议每次复查都进行拍摄记录,特别是有病情变化时。

　　(4)光学相干断层扫描(OCT)

　　● 目的:观察黄斑剖面的精细结构,观察有无黄斑水肿(图 5-15)。散瞳眼底检查和眼底照相一般只能观察到大的视网膜病变。

　　● 优点:类似于 B 超的原理,光波代替声波扫描,快速无创,可以测量厚度,可以评价疗效。

　　(5)眼底荧光血管造影检查(FFA)

　　● 什么是眼底荧光血管造影? 眼底荧光血管造影是将一种造影剂从手臂静脉注射到体内,造影剂会到眼底,然后使用仪器拍摄视网膜血流情况的检查。

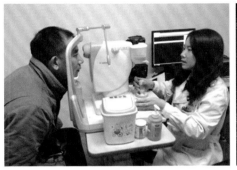

眼底照相　　　　　　　　　　　眼底图片

图 5-14　眼底照相检查

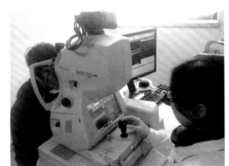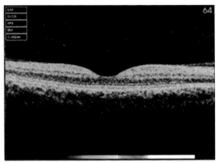

OCT 检查　　　　　　　　　正常黄斑结构：中心凹平滑的凹陷

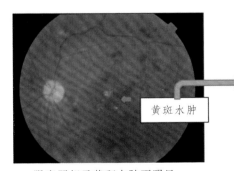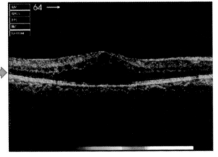

黄斑水肿

眼底照相示黄斑水肿不明显　　　　　OCT 示黄斑水肿明显，可测量厚度

图 5-15　OCT 检查

• 为什么要做眼底荧光血管造影？眼底荧光血管造影可以发现许多肉眼和彩照无法发现的病变(图 5-16)，是诊断糖尿病视网膜病变的重要方法，也是指导医师进行针对性治疗的重要参考依据。

• 什么时候进行眼底荧光血管造影？眼底荧光血管造影不是每次检查都要进行的，一般在病情比较严重或病情发生变化时进行。

• 眼底荧光血管造影有危害吗？眼底荧光血管造影是一项有创的检查，但造影剂本身无全身毒副作用，只有大概 1/20 000 的概率会有全身过敏反应，所以造影前我们都要进行皮试。造影后 48 小时内皮肤和小便颜色可能偏黄，这是正常的，建议多喝水以促进造影剂排出。

(6)眼部 B 超

如果已经出现较多的玻璃体积血，通过散瞳眼底检查、眼底照相，我们就无法完整看到眼底，此时需要用 B 超观察是否出现视网膜脱离(图5-17)。

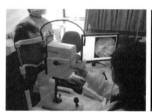
眼底荧光血管造影

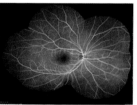
正常造影图

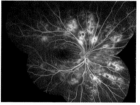
糖尿病视网膜病变造影图

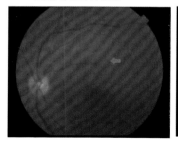
眼底彩照显示视网膜只有少数出血点

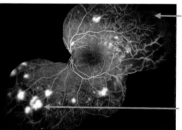
眼底荧光血管造影显示病变已经十分严重

周边视网膜血管闭塞，导致视网膜供血不足

视网膜缺血刺激不成熟新血管生长，即"视网膜新生血管"

图 5-16　眼底荧光血管造影检查

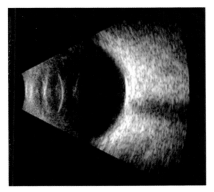

正常眼部

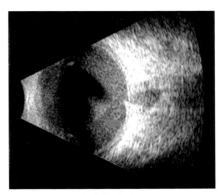

玻璃体积血

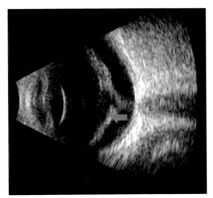

视网膜脱离

图 5-17　眼部 B 超检查

7. 糖尿病视网膜病变如何治疗

依据不同病情,选择以下治疗方案。

(1)眼底激光治疗(播散性激光光凝)(图 5-18)

• 眼底激光治疗有什么好处吗？眼底激光治疗的目的是阻止疾病进

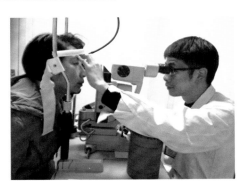

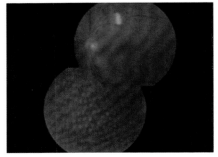

第一次激光
左眼下方视网膜

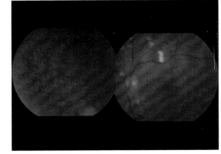

第二次激光
左眼右侧视网膜

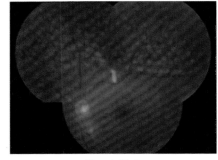

第三次激光
左眼上方视网膜

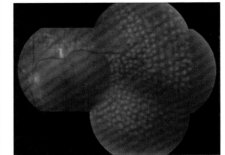

第四次激光
左眼左侧视网膜

图 5-18　播散性激光光凝治疗。播散性激光光凝治疗需要分次分部位进行,并要终身随访,根据情况补充激光治疗。

展,减少患者日后失明的可能性。很多文献报道显示,及时的眼底激光治疗是预防糖尿病视网膜病变的视力损害的最有效手段。

● 什么时候需要进行眼底激光治疗?简单来说,激光光凝的最佳时间是在糖尿病视网膜病变早期,比较严重,有较多出血点,但未进入增殖期时进行,以阻止视网膜新生血管及其一系列并发症的发生。

● 眼底激光治疗需要在手术室进行吗?眼底激光治疗在门诊就可以完成,但需要分次进行,一般情况下我们分成 4 次,并且根据情况补充激光治疗。

● 眼底激光治疗以后就治愈了吗?糖尿病视网膜病变是一种终身疾病,完成眼底激光治疗并不能一劳永逸地保护视力,需要定期随访,监测病情发展,必要时仍需要激光或其他治疗(图 5-19)。

(2)玻璃体切割术

● 什么时候需要手术治疗? 当糖尿病视网膜病变出现玻璃体积血或牵拉性视网膜脱离时,说明已经错过了眼底激光治疗的最佳时间,此时大部分患者需要进行玻璃体切割术治疗,以控制病情发展,减少失明的可能性(图 5-20)。

● 手术治疗效果如何? 玻璃体切割术是眼部的大手术, 手术费用较

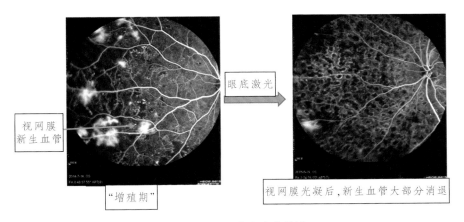

图 5-19　眼底激光治疗效果

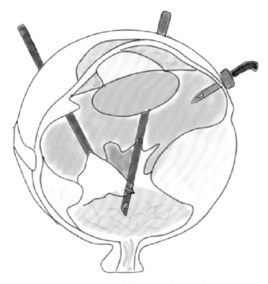

图 5-20　玻璃体切割术示意图

高,手术后需要患者配合和随访以获得最好的恢复。手术效果与患者的病情有关。对于病程久、病变严重的患者,手术效果有限。

(3)黄斑水肿治疗

• 黄斑水肿为什么需要治疗?黄斑是我们看东西最清楚的部位,糖尿病视网膜病变一旦影响黄斑就会出现显著的视力下降。长期的黄斑水肿会导致细胞死亡,视力永久性下降,因此需要及时的治疗。

• 黄斑水肿怎么治疗?有临床意义的黄斑水肿,可以通过玻璃体腔注药(图 5-21)、后筋膜下注射曲安奈德、光凝或联合治疗。

8. 小结与建议

(1)如果糖尿病患者能严格控制血糖,则可大大降低视力丧失的概率。

（2）定期找眼科医师检查是预防视力恶化的最好方法。可早期发现、早期治疗。

（3）大部分糖尿病患者不易有自觉症状，通常到了很严重时才会找医师，所以糖尿病患者要保持高度警觉。

（4）只要早期治疗，因糖尿病而造成视力全盲的概率微乎其微。

（5）虽然眼科治疗无法根治糖尿病视网膜病变，但它可以有效防止视力进一步恶化。

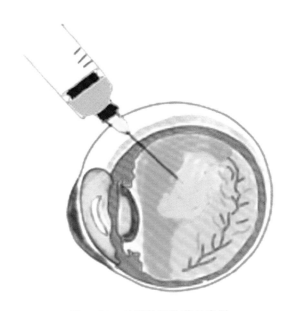

图 5-21　玻璃体腔注药示意图

第 6 章

核心网络

完整、系统的糖尿病视网膜病变筛查防治体系需要凭借一套核心网络,来整合卫生行政部门、社区卫生服务机构和专业眼科诊疗机构三者的作用。温州医科大学附属眼视光医院委托杭州卓健信息科技有限公司,联合开发了一套"糖尿病患者眼健康档案信息网络"。本章节通过图片和文字来详细介绍该网络的界面、功能和使用流程,一者为该网络的使用提供说明,二者为需要开发类似网络以用于糖尿病视网膜病变筛查防治提供参考。

1. 界面与功能

1.1 登录界面与权限分配

糖尿病患者眼健康档案信息网络分配卫生行政部门、社区卫生服务机构和专业眼科诊疗机构的不同范围的信息反馈权限及内容修改权限(图 6-1)。

1.1.1 卫生行政部门

具有查看所有辖区的糖尿病患者信息的权限。账户登录后(图 6-2),

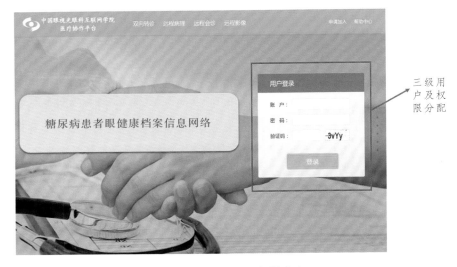

图 6-1　登录界面、权限分配

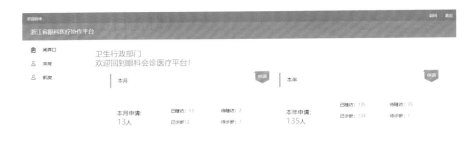

图 6-2　卫生行政部门登录的状态页

状态页面显示下属各社区卫生服务机构(本年度及本月)的已随访数和待随访数、已会诊数(显示为已诊断)和未会诊数(显示为未诊断)。根据数据，卫生行政部门进行定期和及时的总结和考核，以保证防治工作的质量，并督促防治工作长期有序地进行。

1.1.2　社区卫生服务机构

具有查看本辖区的糖尿病患者信息的权限。账户登录后(图 6-3)，状态页面显示本社区卫生服务机构（本年度及本月）的已随访数和待随访数、已会诊数(显示为已诊断)和未会诊数(显示为未诊断)。

1.1.3　专业眼科诊疗机构

具有查看所有辖区的糖尿病患者信息的权限。账户登录后(图 6-4)，状态页面显示各社区卫生服务机构(本年度及本月)的已随访数和待随访数、已会诊数(显示为已诊断)和未会诊数(显示为未诊断)。

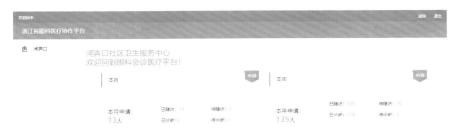

图 6-3　社区卫生服务机构登录的状态页

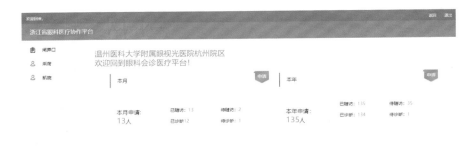

图 6-4　专业眼科诊疗机构登录的状态页

■ 1.2　三大功能界面

用户登录状态页面后,点击"糖网病筛查",在界面左侧出现三大功能面板——"新增申请""会诊中心""随访中心"(卫生行政部门用户,仅开启"随访中心"面板),用于实现"糖尿病患者眼健康档案信息网络"的"电子病案""远程筛查"和"随访查询及提醒"等三大功能(图 6-5)。

1.2.1　"新增申请"面板

糖尿病患者眼健康档案信息网络首先是一个电子病案系统,通过"新增申请"面板来实现电子病案功能。

(1)个人基本信息(图 6-6):包括患者编号、患者姓名、身份证号码、性别、出生日期、身份/职业、学历、联系电话、当前是否妊娠、家庭地址。其中"新增患者"按钮可以随机生成 6 位数的唯一编码,用作病案号码。检索按钮可以用于搜索已经录入的病案,用于查询和更新病案信息。

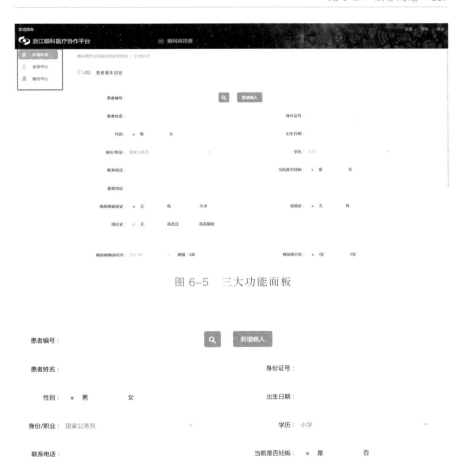

图 6-5　三大功能面板

图 6-6　个人基本信息

　　(2)全身疾病史及个人史(图 6-7)：包括糖尿病家族史、既往史(高血压、高脂血症)、吸烟史、糖尿病确诊时间、病程、分型、并发症(冠心病、脑血管病、神经病变、肾病、糖尿病足、其他)、首次诊断糖尿病空腹血糖及测量时间、最近一次糖化血糖及测量时间、最近一次空腹血糖及测量时间。

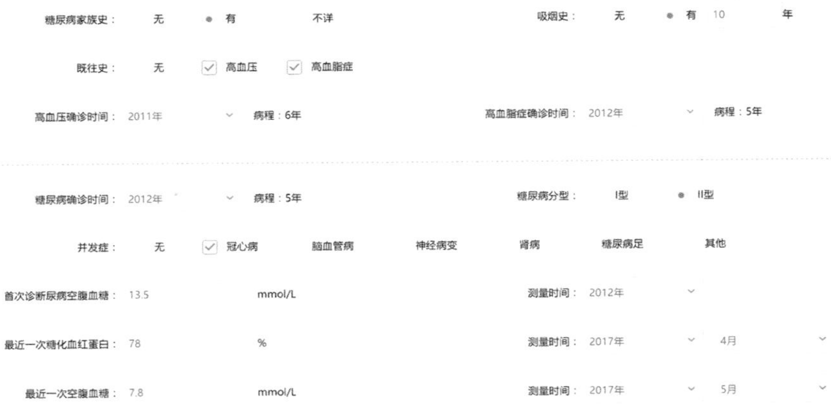

| 糖尿病家族史： | 无 | ● 有 | | 不详 | | | 吸烟史： | | 无 | ● 有 | 10 | | 年 |

| 既往史： | 无 | ☑ 高血压 | ☑ 高血脂症 |

| 高血压确诊时间：2011年 | ∨ | 病程：6年 | 高血脂症确诊时间：2012年 | ∨ | 病程：5年 |

| 糖尿病确诊时间：2012年 | ∨ | 病程：5年 | 糖尿病分型： | I型 | ● II型 |

| 并发症： | 无 | ☑ 冠心病 | 脑血管病 | 神经病变 | 肾病 | 糖尿病足 | 其他 |

| 首次诊断尿病空腹血糖：13.5 | | mmol/L | 测量时间：2012年 | ∨ |

| 最近一次糖化血红蛋白：78 | | % | 测量时间：2017年 | ∨ | 4月 | ∨ |

| 最近一次空腹血糖：7.8 | | mmol/L | 测量时间：2017年 | ∨ | 5月 | ∨ |

图 6-7　全身疾病史及个人史

（3）检查治疗信息（图 6-8）：包括检查地址、一般体格检查（血压、身高、体重）、视力（裸眼视力和矫正视力）、眼底照片及时间、新增检查项、新增治疗项。

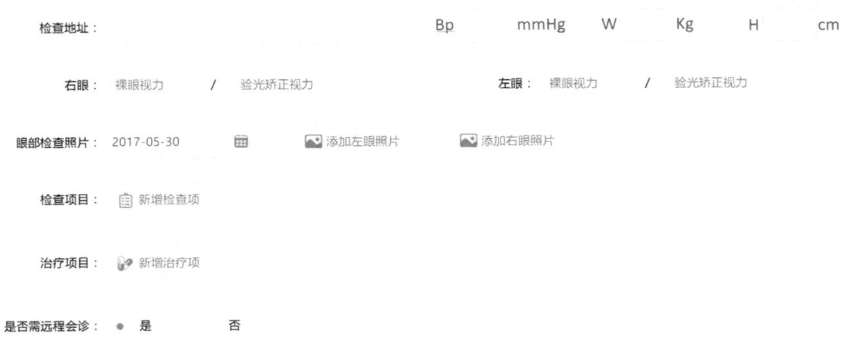

| 检查地址： | | Bp | mmHg | W | Kg | H | cm |

| 右眼： | 裸眼视力 | / | 验光矫正视力 | 左眼： | 裸眼视力 | / | 验光矫正视力 |

| 眼部检查照片：2017-05-30 | 📅 | 🖼添加左眼照片 | 🖼添加右眼照片 |

| 检查项目： | 📋 新增检查项 |

| 治疗项目： | 🐾 新增治疗项 |

| 是否需远程会诊： | ● 是 | 否 |

图 6-8　检查治疗信息

　　点击"新增检查项",可以记录特殊检查项目的结果,包括相关血液化验、尿液化验(图 6-9 和图 6-10)以及其他检查项目(眼 B 超、OCT、FFA)(图 6-11)。所有检查项均可以输入检查时间和提交检查结果照片。在其他检查项目(眼 B 超、OCT、FFA)中,检查医师可以给予病情变化的评价(减轻、加重、无变化)以及输入备注内容。

　　点击"新增治疗项",可以记录治疗,包括激光、药物、手术和其他治疗的过程及结果(图 6-12)。

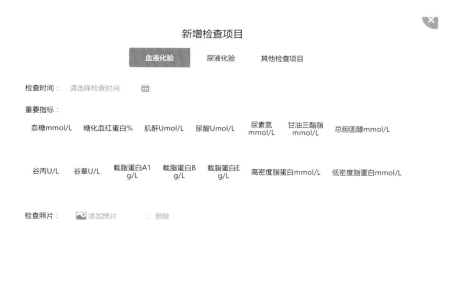

图 6-9　血液化验结果记录

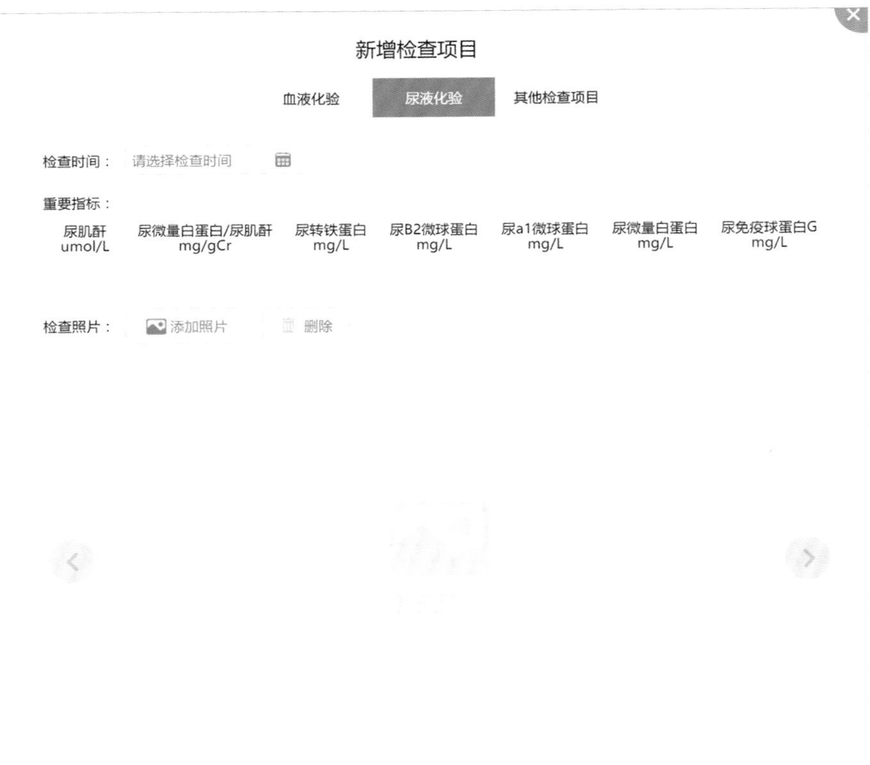

图 6-10 尿液化验结果记录

(4)信息提交:在患者信息提交前,需进行"是否需远程会诊"的选择,仅在远程筛查的情况下选择"是",其余情况均选择"否"(图 6-13)。

1.2.2 "会诊中心"面板

"会诊中心"面板的功能在于实现远程筛查、流动点筛查和固定点筛查的结果报告,包括判图、诊断和建议。它显示可选时间段内的患者列表及会诊进度状态(图 6-14)。"已会诊"表示已经完成报告。"待会诊"表示等待专业眼科诊疗机构进行报告。"未提交"表示患者信息尚未完成或未提交,仅在该状态下可以通过右侧的操作按钮予以删除此条病例。

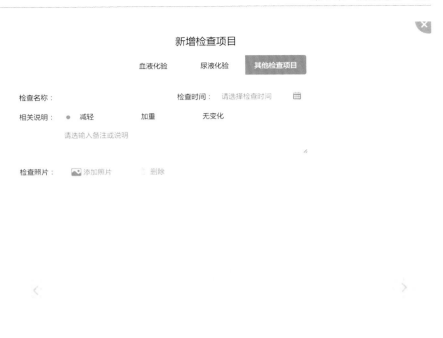

图 6-11　其他检查项目结果记录

专业眼科诊疗机构用户可以通过点击右侧的操作按钮,对"待会诊"病例进行"编辑会诊报告",内容包括眼底照片选择、诊断分级、其他眼病诊断、诊疗意见(进一步检查治疗或随访及下次随访日期)以及病情变化(图 6-15)。

1.2.3　"随访中心"面板

"随访中心"面板的功能在于显示可设定时间段内的患者列表及随访进度状态,从而提醒到期随访(图 6-16)。另外一个功能在于点击右侧操作键,可以浏览历史病案情况。

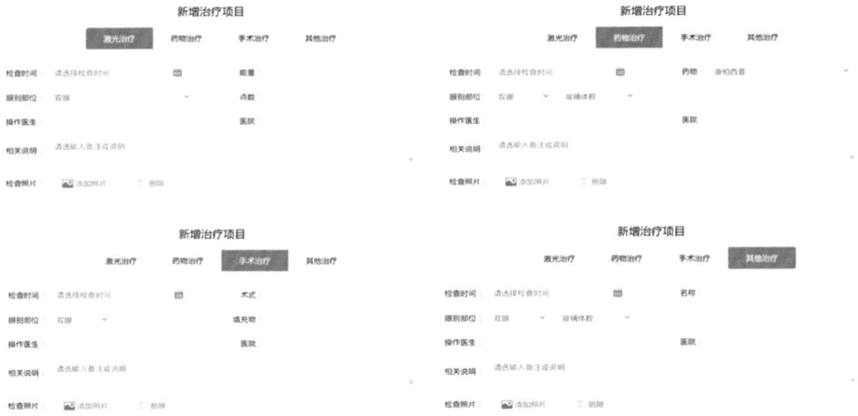

图 6-12　新增治疗项目记录

检查项目：　新增检查项

治疗项目：　新增治疗项

是否需远程会诊：　● 是　　　　　否

上一步　　　　　提交

图 6-13　信息提交

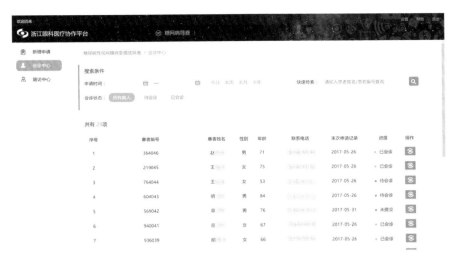

图 6-14 "会诊中心"的患者列表

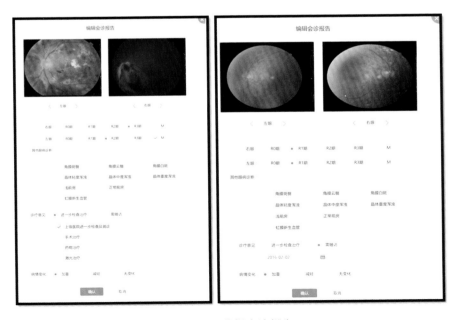

图 6-15 编辑会诊报告

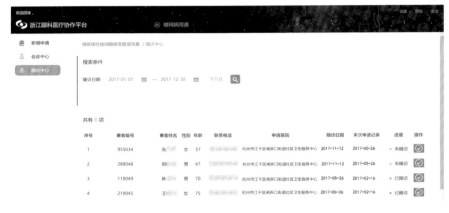

图 6-16　"随访中心"面板

2. 使用流程

■ 2.1 远程筛查

2.1.1 前台单位:社区卫生服务机构

　　(1)用户登录:社区卫生服务机构的医师登录社区卫生服务机构账号。

　　(2)信息录入:对糖尿病患者进行基本信息、家族史、既往史等询问并记录。在"新增申请"面板进行录入(图 6-17 和图 6-18)。

　　(3)检查结果录入:录入患者信息后,点击"下一步",进入"检查治疗信息"界面,对糖尿病患者进行一般体格检查(血压、身高、体重)、视力和眼底照相后,录入结果(图 6-19)。

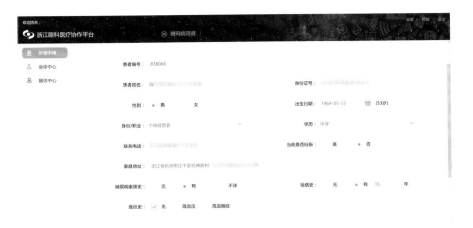

图 6-17 患者信息录入(一)

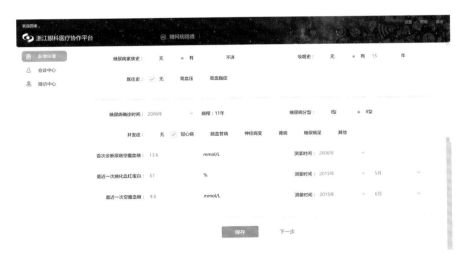

图 6-18 患者信息录入(二)

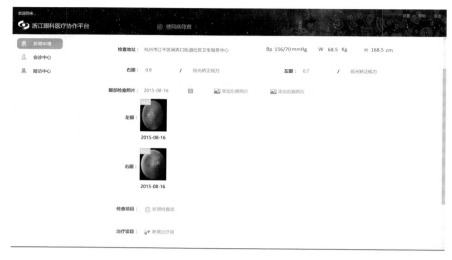

图 6-19　检查结果录入

（4）上传：选择需要远程会诊后，提交。在"会诊中心"界面即可显示待会诊的患者列表（图 6-20）。

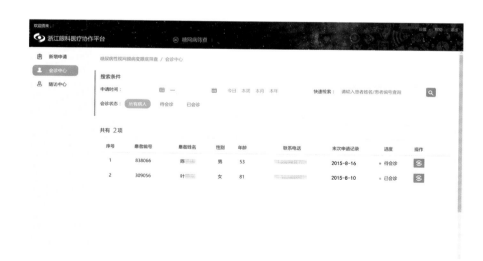

图 6-20　社区卫生服务机构"会诊中心"的患者列表

2.1.2 后台单位:专业眼科诊疗机构

(1)用户登录:专业眼科诊疗机构的医师登陆专业眼科诊疗机构账号。

(2)选择待会诊病例:进入"会诊中心"界面,可寻找到待会诊病例。点击病例后面的操作按钮,进入会诊界面(图 6-21)。

(3)查阅详细信息:进入患者会诊界面,查阅详细的基本信息和检查结果(图 6-22)。可以通过点击眼底照片而放大图片(图 6-23),进行判图。

(4)判图及诊断:点击"编辑报告"(图 6-24),进行判图、诊断及建议。具体内容包括若上传多张眼底照片,可以挑选左右眼各一张最具代表性的图片;进行糖尿病视网膜病变的诊断分级;其他眼病的诊断;给出建议,需进一步检查或随访(选择下次随访时间);病情评估。完毕后确认提交。

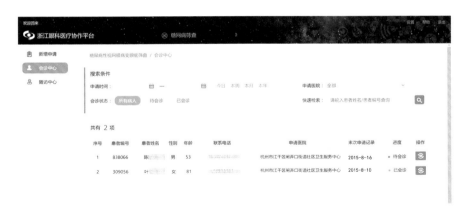

图 6-21 专业眼科诊疗机构"会诊中心"的患者列表

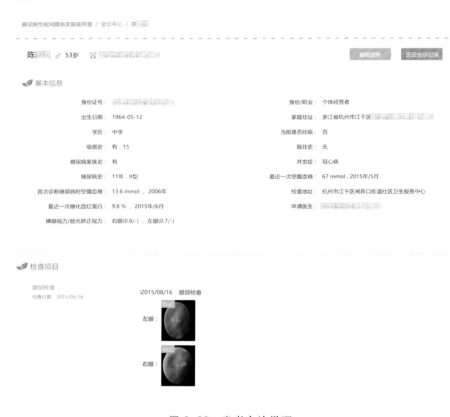

图 6-22 患者会诊界面

2.1.3 前台单位:社区卫生服务机构

（1）用户登录:社区卫生服务机构的医师登录社区卫生服务机构账号。

（2）打印报告单:进入"会诊中心"界面,点击已经变成"已会诊"状态的病例操作按钮,再点击"查看报告"按钮,最后"打印"报告(图 6-25 和图 6-26)。

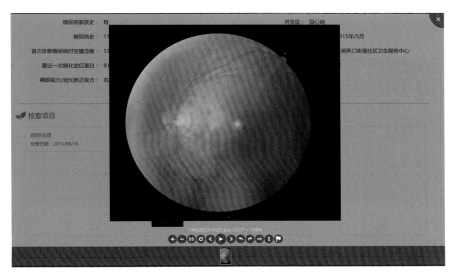

图 6-23　放大的眼底照片

■ 2.2　流动点筛查和固定点筛查

流动点筛查和固定点筛查的系统操作完全相同，皆是由专业眼科诊疗机构的医师登录专业眼科诊疗机构账号，在"新增申请"界面中录入患者信息和检查结果。选择不需要远程会诊后提交(图 6-27)。在"会诊中心"界面进行判图、诊断和建议。在此，不重复描述。

■ 2.3　定期随访

2.3.1　随访提醒

每月月初，操作者登录社区卫生服务机构或专业眼科诊疗机构的账号，在"随访中心"界面，查询当月待随访病例，通过界面显示的联系方式，

编辑会诊报告

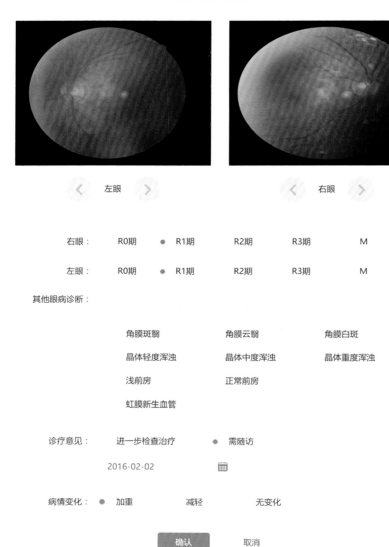

图 6-24 编辑报告

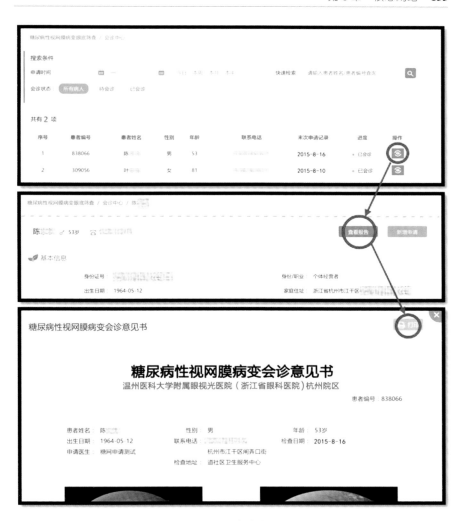

图 6-25　打印报告

通知患者来随访(图 6-28)。

2.3.2　患者筛查

继续采用远程筛查、流动点筛查或固定点筛查的形式,进行患者随访

糖尿病性视网膜病变会诊意见书

温州医科大学附属眼视光医院（浙江省眼科医院）杭州院区

患者编号：838066

患者姓名： 陈████

性　别：男

年　龄：53

出生日期：1964-05-12

联系电话：████

检查日期：2015-8-16

申请医生：████

检查地址： 杭州市江干区闸弄
口街道社区卫生服
务中心

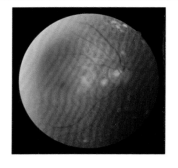

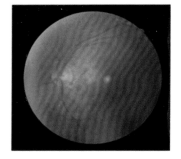

右　眼

左　眼

DR分级： R1期不合并M

R1期不合并M

其他眼病诊断： -

诊疗意见： 请于2016-02-02复诊

病情变化： 无变化

会诊医生：████

会诊日期：2015-8-16

图 6-26　会诊报告单

检查项目： 新增检查项

治疗项目： 新增治疗项

是否需远程会诊： 是 ● 否

图 6-27 不需要远程会诊的选择界面

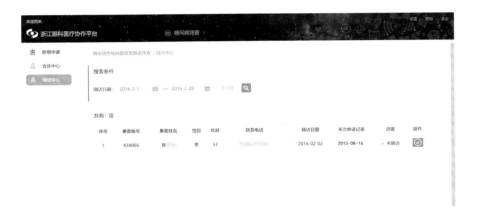

图 6-28 "随访中心"显示未随访病例

检查。在"新增申请"界面中，检索患者编号，调出患者信息（图 6-29）。后续操作同前述，在此不重复描述。

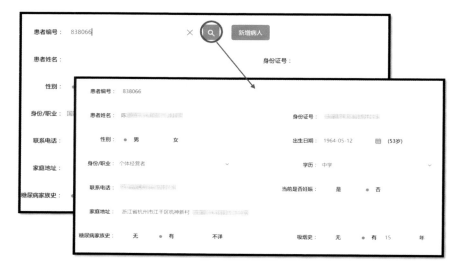

图 6-29　检索患者编号

■ 2.4　转诊、进一步检查及治疗

2.4.1　转诊

对于严重的需要转诊的病例,在"编辑会诊报告"中的"诊疗意见"中, 选择"进一步检查治疗"(图 6-30)。

2.4.2　预约转诊

社区卫生服务机构的医师根据远程筛查会诊的"进一步检查治疗" 的诊疗建议,使用卫生系统专网的预约挂号,将患者转诊至专业眼科诊 疗机构。

编辑会诊报告

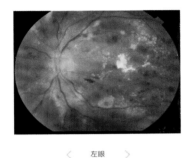 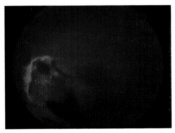

< 　左眼　 >　　　　　　　　< 　右眼　 >

| 右眼： | R0期 | R1期 | R2期 | ● R3期 | M |
| 左眼： | R0期 | R1期 | ● R2期 | R3期 | ✓ M |

其他眼病诊断：

角膜斑翳　　　　　　角膜云翳　　　　　　角膜白斑

晶体轻度浑浊　　　　晶体中度浑浊　　　　晶体重度浑浊

浅前房　　　　　　　正常前房

虹膜新生血管

诊疗意见：　● 进一步检查治疗　　　需随访

　　　✓ 上级医院进一步检查及就诊

　　　手术治疗

　　　药物治疗

　　　激光治疗

病情变化：　● 加重　　　减轻　　　无变化

确认　　　取消

图 6-30　转诊建议

2.4.3　进一步检查的记录

患者转诊至专业眼科诊疗机构后，进一步行眼 B 超、OCT、FFA 等检查。专业眼科诊疗机构的医师登录专业眼科诊疗机构账户，在"新增申请"界面中的"新增检查项"，录入检查结果后确认，选择不需要远程会诊后提交，并编辑完成会诊报告（图 6-31）。

2.4.4　进一步治疗的记录

患者转诊至专业眼科诊疗机构后，进一步行激光、药物、手术等治疗。专业眼科诊疗机构的医师登录专业眼科诊疗机构账户，在"新增申请"界面中的"新增治疗项"，录入治疗项目后确认，选择不需要远程会诊后提交，并编辑完成会诊报告（图 6-32）。

■ 2.5　病案记录查询

操作者登录社区卫生服务机构或专业眼科诊疗机构的账号，在"随访中心"界面，选择病例，点击"查询历史病例"，查询病案记录（图 6-33 和图6-34）。

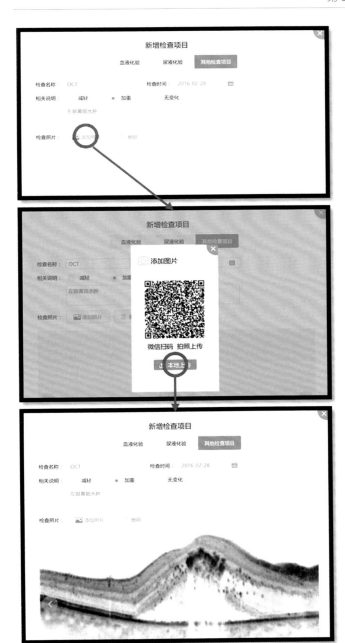

图 6-31 其他检查
项目:OCT

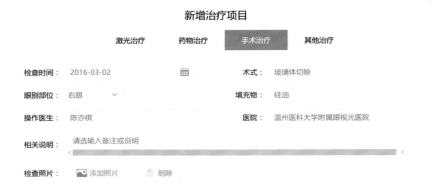

图 6-32　新增治疗项目:手术治疗

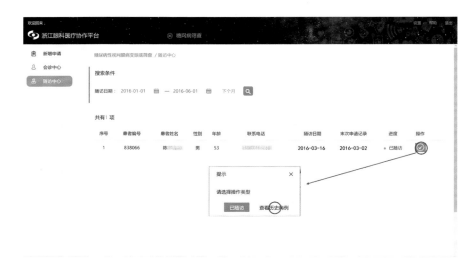

图 6-33　查询历史病例

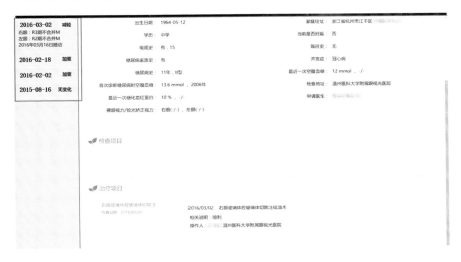

图 6-34 历史记录列表

附录 A
全科医师的眼科教学

我国是世界上盲和视力损伤最严重的国家之一,同时还存在眼科医疗资源总量不足、分布不均和质量不高,基层眼保健工作薄弱、信息系统不完善等问题。为在全国范围内实现"2020年前消除可避免盲"的目标,社区眼病筛查和防治工作至关重要。社区眼病防治是通过掌握辖区内眼病相关人群基本情况及动态变化以达到早期预防、控制和降低眼部疾病发病率的目的。社区眼病体检的主要内容包括年龄相关性白内障、糖尿病视网膜病变、疑似青光眼、角结膜病变(结膜炎、翼状胬肉)、儿童眼病等。

1. 开展全科医师继续教育的重要性

随着经济的快速发展和人民生活质量的不断提高,医学卫生需求与医疗市场服务之间的矛盾日益突出。与此同时,社区医疗卫生服务体系逐步完善,社区卫生服务能力不断提高,对缓解群众看病就医问题起到了积极的作用,但高素质人才缺乏成为制约社区卫生服务发展的"瓶颈"。各地采取措施,加强以全科医师为重点的基层医疗卫生队伍建设,大力培养适宜人才,开展全科医师轮岗培训和规范化培训,目标是每万名居民有2~3名全科医师,从而为群众提供基本医疗卫生服务。全科医师是综合程度较高的医学人才,主要在基层承担预防保健、常见病多发病诊疗和转诊、患者康复和慢性病管理、健康管理等一体化服务,被称为居民健康的"守门人"。

据了解,大部分全科医师对眼科知识了解甚少,无法起到把关社区眼病的第一道门槛作用。因此,对社区卫生服务机构医师进行眼科专业知识及技能培训,使其掌握眼科基础理论知识、常见眼病异常表现,熟悉检查技能、诊断知识、转诊渠道并把握部分手术指征至关重要。

2. 目前存在的问题

■ 2.1 我国社区卫生服务机构等基层医院全科医师普遍学历层次较低

在国外,以美国为例,家庭医师资历较深、经验老到,学历几乎均为硕士以上,除专科特长外也熟悉旁科的业务技术。而我国社区卫生服务机构的全科医师多数为专科学历,所受其他相应学科教育甚少,如眼科专业知识缺乏。

■ 2.2 全科医师眼科培训时间有限,缺乏系统学习

全科医师在综合医院眼科或眼科专科医院的培训时间均较有限,一般为 1~2 个月,并以门诊跟诊的学习方式为主,缺乏系统的理论知识学习。

3. 全科医师眼科专业知识及技能培训的教学设置

3.1 教学大纲

　　全科医师以学会眼科基本专业知识、检查技能,掌握眼病筛查和治疗指征为基本进修目的,具体要求为掌握眼的解剖、生理知识,熟悉眼科常见病的诊断及治疗原则,了解眼科常用检查的操作方法和临床意义。以下教学大纲为全科医师眼科专业知识及技能进修的带教要求, 具体为掌握裂隙灯、直接眼底镜或前置镜的使用方法,掌握和熟悉各种常见眼病的诊断和治疗原则,旨在能熟练检查出常见眼病的异常表现,在诊治条件有限的情况下把握时机并予以转诊(表 A-1)。

表 A-1　全科医师眼科专业知识及技能培训大纲

分类	内容	要求
一、基础知识	眼科基础解剖、生理知识	掌握
二、检查技能	1.远近视力、眼压测量方法	掌握
	2.裂隙灯使用方法	掌握
	3.直接眼底镜或前置镜使用方法,眼底情况检查与记录:杯盘比、眼底出血与渗出、视神经病变等	掌握
三、诊疗知识	1.常见眼睑、眼表、角结膜病等的诊断和治疗原则	掌握
	2.翼状胬肉诊断和治疗原则	掌握
	3.白内障术前筛选、手术适应证、禁忌证	熟悉
	4.青光眼术前筛选、手术适应证、禁忌证	熟悉
	5.常见眼底病临床表现、诊断要点和治疗原则	熟悉
	6.眼底病激光治疗适应证	熟悉
四、转诊渠道	三级甲等综合性医院眼科或眼科专科医院开展的诊疗科目、检查项目等	熟悉

■ 3.2 教学方式

　　全科医师进入眼科专业知识及技能培训基地后，以日常门诊教学为主要学习方式，锻炼检查技能、培养临床诊疗思维，并自主选择参与基地院内学习，如院内业务学习、科室小讲课、教学查房、疑难病例讨论等，同时通过参与院外社区体检工作进行实践操作，再结合眼科专业教材掌握理论基础知识，有条件下阅读眼科专业杂志进行系统提升（表 A-2）。

表 A-2　全科医师眼科专业知识及技能培训方式

入院培训	常规教学	院内学习	实践学习	出科考核
教材推荐	门诊教学	院内业务学习（院级）	社区体检	理论考核
医院介绍		科室小讲课（科级）		操作考核
		教学查房		
		疑难病例讨论		

■ 3.3 教学时间的计划安排

　　考虑全科医师的岗位设置及实际工作要求，无法全程、集中长时间进行学习，故建议分 25 周，每周 2 天，共 50 天，完成培训学习。具体安排见表 A-3。

表 A-3　教学的计划安排

分类	内容	部门	时间（天）
理论课	医院介绍	相关专科	2
教学	眼球解剖和生理		
	眼前节疾病		
	眼后节疾病		

（待续）

表 A-3(续)　教学的计划安排

分类	内容	部门	时间(天)
	眼科常用检查		
	远程筛查、会诊、转诊		
技能训练	视力、眼压检测	门诊预检处	1
	裂隙灯使用方法及技巧	病房	4
	直接眼底镜或前置镜使用方法及技巧	病房	6
	眼底照相机使用	眼底病中心	6
	眼底判图训练	眼底病中心	6
诊疗知识	常见眼睑、眼表、角结膜病等诊断和治疗	普通门诊	4
	翼状胬肉诊断和治疗	普通门诊	2
	白内障的检查、诊断、术前筛选、手术适应证、禁忌证	白内障专科门诊	5
	青光眼的检查、诊断、术前筛选、手术适应证、禁忌证	青光眼专科门诊	6
	常见眼底病临床表现、诊断要点和治疗原则	眼底病专科门诊	8

■ 3.4 全科医师眼科专业知识及技能培训的基地要求

　　培训基地应功能、任务和定位明确,具备一定规模,临床科室诊疗科目、硬件设备、人员梯队、门诊及手术量在相应地域内眼科领域学科具备一定优势,能开展眼科急重症和疑难疾病的诊疗工作,并能承担外辖区眼科患者转诊服务, 能够指导和培训下级医院卫生技术人员提高诊疗水平,并能推广适宜卫生技术。因此,推荐三级甲等综合性医院的眼科或眼科专科医院为全科医师眼科专业知识培训基地。此外,基地医技科室服务需能满足临床科室需要, 除了开展一般的检查项目外能开展眼科专科的特殊诊断辅助检查, 如验光检查、眼底荧光血管造影检查、眼压、视野、眼部光学相干断层成像检查、视觉电生理检查、眼病理检查等。

做好培训的同时,基地应建立有效转诊途径,并与基层医院建立对口转诊预约机制。在签署合作协议书的基础上,由客服部牵头、门诊部协助具体落实对口转诊工作,并向医院内、外公开预约电话、网址、传真,保持转诊渠道畅通。

附录 B

理论知识

本章节作为糖尿病视网膜病变的理论部分,从眼球结构、流行病学、发病机制、临床特点、其他眼部并发症、风险因素及治疗等方面,介绍了糖尿病视网膜病变的发病基础及临床诊疗,并对最新的病变治疗指南进行精准解读,在此基础上分享我们积累的临床诊疗经验。同时配以图片及实例解读各种治疗措施的疗效,简单易懂,为基层医师更深一步地认识疾病提供帮助。

1. 眼球基本结构

眼作为一个视觉器官,包括眼球、视路和眼附属器三部分。通过接受外界视觉信息,传递至大脑皮层,从而产生视觉功能。成人的眼球近似球形。眼球前面顶点称为前极,后面顶点称为后极,在前后极之间绕眼球一周称赤道。眼球位于眼眶的前半部,借筋膜与眶壁、周围脂肪、结缔组织和眼肌等包绕以维持其正常位置,减少眼球的震动。

1.1 眼球壁

1.1.1 外层——纤维膜(fibrous tunic)

纤维膜为眼球的最外层,由坚韧致密的纤维组织构成,对眼球有支持和保护作用,还具有维持眼压与眼球形状的作用,同时透明角膜还有屈光作用。其前 1/6 为透明的角膜,后 5/6 为瓷白色不透明的巩膜,两者结合处称角巩膜缘。

(1)角膜(cornea):位于眼球正前方,是无血管的透明组织,是屈光介质的重要组成部分。略呈横椭圆形,并稍向前突出。横径为 11.5~12mm,垂直径为 10.5~11mm。周边厚度约为 1mm,中央稍薄,约为 0.52mm。其前表面的曲率半径为 7.7~7.8mm,后表面为 6.2~6.8mm。

角膜分为 5 层:上皮细胞层、前弹力层、基质层、后弹力层、内皮细胞层。除上述五层外,在角膜表面还有一层泪液膜(precorneal tear film),具有防止角膜干燥和维持角膜平滑以及光学性能的作用。

(2)巩膜(sclera):眼球外壁的后部分,约占眼球壁后部的 5/6。质地坚韧,不透明呈瓷白色。其外面由眼球筋膜覆盖包裹,四周有眼外肌肌腱附着,前面被结膜覆盖。前部与角膜相连,其后稍偏内有视神经穿出,形成多孔的筛板。巩膜表面因血管、神经出入而形成许多小孔。组织学上,巩膜分为三层——表层、基质层和棕黑板,从而使巩膜内面呈棕色外观。

(3)角膜缘和前房角:角膜缘(limbus)是指从透明的角膜到不透明的巩膜之间灰白色的连接区,平均宽约 1mm。前房角(angle of anterior chamber)位于前房的边缘部内,由角膜缘、睫状体及虹膜根部围绕而成,其前壁为角膜缘,后壁为虹膜根部,两壁在睫状体前面相遇,构成房角隐窝。

• 前房角前壁的前界线称 Schwalbe 线,为角膜后弹力层的终止部。

• 巩膜突是巩膜内沟的后缘,向前房突起,为睫状肌纵行纤维的附着部。

• 巩膜静脉窦,即 Schlemm 管,是一个围绕前房角一周的环行管。位于巩膜突稍前的巩膜内沟中,表面由小梁网所覆盖,向外通过巩膜内静脉网或直接经房水静脉将房水运出球外,向内与前房交通。

• 小梁网 (trabecular meshwork),为位于巩膜静脉窦内侧、Schwalbe 线和巩膜突之间的结构。房角镜下是一条宽约 0.5mm 的浅灰色透明带,随年龄增加呈黄色或棕色,常附有色素颗粒,是房水排出的主要区域。

- 前房角后壁为虹膜根部,它的形态与房角的宽窄有密切关系。
- 房角隐窝由睫状体前端构成,房角镜下为一条灰黑色的条带,称为睫状体带。

1.1.2 中层——葡萄膜(uvea)

也称色素膜和血管膜。具有遮光、供给眼球营养的功能。自前向后分为虹膜、睫状体和脉络膜三部分。

(1)虹膜(iris):为葡萄膜最前部分,形如圆盘状,中央有一直径为 2.5~4mm 的圆孔,称瞳孔(pupil)。虹膜表面不平坦,有凹陷的隐窝和辐射状条纹皱褶(称虹膜纹理)。距瞳孔缘约 1.5mm 处,有一环形锯齿状隆起,称虹膜卷缩轮(iris frill),它是虹膜小动脉环所在处。由此轮将虹膜分为虹膜瞳孔部和虹膜睫状体部。虹膜与睫状体相连处称虹膜根部。在虹膜根部稍后方有虹膜动脉大环。虹膜能调节瞳孔的大小。瞳孔可随光线的强弱而改变其大小,称瞳孔对光反射。

虹膜的组织结构主要分为二层,即虹膜基质层,由疏松结缔组织、血管、神经和色素细胞构成;内层为色素上皮层,其前面有瞳孔扩大肌。

虹膜的生理特点是:①主要调节进入眼内的光线;②由于密布神经纤维网,在炎症时反应重,有剧烈的眼疼。

(2)睫状体(ciliary body):前接虹膜根部,后与脉络膜相连,是葡萄膜中间部分。睫状体分为两部分。前 1/3 宽约 2mm,较肥厚,称睫状冠,其内侧面有 70~80 个纵行放射状突起,称睫状突,主要功能是产生房水。薄而平坦的结构,称睫状体平坦部(或睫状环)。从睫状体至晶状体赤道部有纤细的晶状体悬韧带与晶状体联结。

睫状体的生理特点是:①睫状突的上皮细胞产生房水,与眼压及眼球内部组织营养代谢有关;②调节晶状体的屈光力,当睫状肌收缩时(主要是环行肌),悬韧带松弛,晶状体借助于本身的弹性变凸,屈光力增加,可看清近处的物体;③睫状体也富有三叉神经末梢,在炎症时,眼疼明显。

(3)脉络膜(choroid):脉络膜包围整个眼球的后部,前起于锯齿缘,和睫状体扁平部相连,后止于视盘周围。

脉络膜可分为3层:①脉络膜上组织(构成脉络膜上腔);②血管层,包括大血管层、中血管层和毛细血管层;③玻璃膜(Bruch膜)。

脉络膜血液供应极为丰富,来源于睫状后动脉,在脉络膜内大血管逐渐变为小血管和毛细血管。每支小动脉具有一定的灌注区,呈节段状划区供应。

脉络膜的生理特点是:①富有血管,起着营养视网膜外层、晶状体和玻璃体等的作用。由于流量大、流速较慢、病原体在此处易滞留,因此易造成脉络膜疾病。脉络膜毛细血管壁有许多小孔,眼底荧光血管造影时,荧光素可以从其管壁漏出。②含有丰富的色素,有遮光作用。③炎症时有淋巴细胞、浆细胞渗出。

1.1.3 内层——视网膜(retina)

视网膜为一层透明的薄膜,前部止于锯齿缘,后部到视盘。视网膜是由视网膜色素上皮层和视网膜感觉层组成,两层间在病理情况下可分开,称为视网膜脱离。

(1)视网膜色素上皮层:此层与脉络膜的玻璃膜紧密相连,是由排列整齐的单层六角形柱状色素上皮细胞组成。相邻的细胞间有连接复合体,其紧密连接构成血-视网膜外屏障。

(2)视网膜感觉层

组织学上,视网膜由外向内可分10层,依次为:①视网膜色素上皮层;②视杆及视锥(第一神经元);③外界膜;④外核层;⑤外网状层(第二神经元);⑥内核层;⑦内网状层;⑧神经节细胞层(第三神经元);⑨神经纤维层;⑩内界膜。

视网膜感觉层由三级神经元、神经胶质细胞和血管组成。最外层为第一神经元,称光感受器细胞(photorecepter cells),是接受、转变光刺激的神经上皮细胞。细胞有两种。一种是锥细胞,主要集中在黄斑区,有辨色作用,能感受强光,司明视觉,并有精细辨别力,形成中心视力。一种是杆细胞,是分布在黄斑区以外的视网膜,无辨色功能,感受弱光,司暗视觉,形成周边视力(视野)。居于内层的为第三神经元,是传导神经冲动的神经节细胞,其轴突汇集一起形成视神经。第二神经元为双极细胞,位于第一及第三神经元之间,起联络作用。

光感受器细胞接受光线射入,受其刺激后其中的视色素发生化学变化产生膜电位改变,并形成神经冲动,通过双极细胞传到神经节细胞,最后通过视神经沿视路终达大脑枕叶视觉中枢产生视觉。

视盘(optic disc),也称视乳头,位于眼球后极稍偏鼻侧,直径约1.5mm,是视神经纤维汇集穿出眼球的部位。其中央呈漏斗状,称生理凹陷,其形状、大小、位置、深度因人而异。视盘无感光细胞,故无视觉。所以在正常视野中存在一个盲点叫生理盲点。视盘有丰富的血管,所以呈淡红色。

黄斑(macula lutea),视网膜内面正对视轴处,距视盘 3~4mm 的颞侧稍偏下方,有一椭圆形凹陷区,称为黄斑。其直径 1~3mm,为锥细胞集中处。黄斑区没有视网膜血管,此区营养主要依靠脉络膜毛细血管层供应。该区中央有一凹陷,称为中心凹,此处视网膜最薄,只有锥细胞,视网膜的其他各层均向旁侧散开,呈斜坡状。光线到达中心凹时能直接照射到锥细胞上,其是中心视力最敏锐之处。黄斑区以外的视网膜司周边视力。

■ 1.2 眼内容物

眼内容物包括房水、晶状体和玻璃体。通常与角膜一起统称为眼的屈光间质。特点是透明、无血管,并具有一定的屈光指数,保证光线通过。

(1)房水(aqueous humor):在角膜后面与虹膜和晶状体前面之间的空隙叫前房,中央部深 2.5~3mm,其周围部称前房角。在虹膜后面,睫状体和晶状体赤道部之间的环形间隙叫后房。充满前、后房的透明液体叫房水。房水由睫状突上皮细胞产生,总量为 0.25~0.3mL。房水的主要成分为水,同时含有少量氯化物、蛋白质、维生素 C、尿素及无机盐类等,房水呈弱碱性,比重较水略高。

（2）晶状体（lens）：晶状体是一个双凸透镜状的富于弹性的透明体，是重要的屈光间质之一。位于虹膜、瞳孔之后，玻璃体之前，借晶状体悬韧带与睫状体联结。晶状体后表面的凸度大于前表面，后表面中央叫后极，前表面中央叫前极，显露于瞳孔中央。前后两面交界处叫赤道。成人的晶状体直径为 9~10mm，厚为 4~5mm。

晶状体的生理特点是：①晶状体透明、无血管，是重要的屈光间质，其屈光力约为 19D。其营养主要来自房水，新陈代谢复杂。当代谢障碍或囊膜受损时，晶状体就变混浊，形成白内障而影响视力。②晶状体具有弹性，借助于睫状肌、悬韧带的作用改变其屈光力而具有调节作用。随年龄的增加，晶状体变硬，并且弹性减弱，从而导致调节作用减退，出现老视。

（3）玻璃体（vitreous）：玻璃体为透明、无血管、无神经并具有一定弹性的胶体。充满在晶状体后的空腔内，是眼屈光间质之一。前面有一凹面称为玻璃体凹，晶状体后面坐落其内，其他部分与视网膜和睫状体相贴，其间以视盘周围和锯齿缘前 2mm 处结合最紧密。在玻璃体中央可见密度较低的狭长漏斗状管，称玻璃体管（Cloquet 管），在胚胎时有玻璃体动脉通过。玻璃体主要由胶原纤维及酸性黏多糖组成，其表层致密，形成玻璃样膜。

玻璃体的生理特点是：①玻璃体无血管、无神经、透明，具有屈光作用。其营养来自脉络膜和房水，本身代谢极低，无再生能力，脱失后留下的空隙由房水填充。当玻璃体周围组织发生病变时，玻璃体代谢也受到影响而发生液化、变性和混浊。②玻璃体充满眼球后 4/5 的玻璃体腔，起着支撑视网膜和维持眼内压的作用。如果玻璃体脱失、液化、变性或形成机化条带，不但影响其透明度，而且易导致视网膜脱离。

2. 流行病学

随着世界范围内糖尿病患者群的增加，作为糖尿病的并发症之一的糖尿病视网膜病变（diabeticretinopathy，DR）的患者群也逐年上升，在某些发达国家该疾病已成为造成失明的最主要原因[1,2]。这一趋势不仅在发达国家,发展中国家也面对严峻的挑战,由此带来的健康和公共卫生问题不容忽视。据世界卫生组织估计,中国目前有 2000 万糖尿病患者,到 2030 年估计有 4000 万[3],这一巨大的数目将会给社会和家庭带来巨大的影响。

2012 年,康南教授的研究指出,全球糖尿病患者至少为 36 亿[1],并且随着城市化的进展、肥胖、不良生活方式的影响,这一数据将继续攀升,1/3 的人群有糖尿病视网膜病变的表现,其中严重危及视力的人群大约占 1/3[4]。Kempen JH 在 2004 年的研究中发现,糖尿病视网膜病变是工作年龄段(20~74 岁)的人群致盲的主要原因之一[5]。糖尿病患者的致盲危险性比正常人高 25 倍[5]。

糖尿病视网膜病变是造成失明的重要原因。2012 年的一项针对全球 35 个人群的系统性评估发现,糖尿病患者中糖尿病视网膜病变、危及视力的糖尿病视网膜病变的患病率分别是 34.6%、10.2%,按照这一数据和不断增长的糖尿病患者群,如果不采取相应的措施,糖尿病视网膜病变的人数将从 2011 年的 1.2 亿增加到 2030 年的 1.9 亿[6]。

Kempen JH 2004 年在美国的研究显示,在 1 型糖尿病患者中,大概有 40% 会出现糖尿病视网膜病变,其中 8% 会危及到视力。对于 2 型糖尿病患者,约有 86% 的患者出现糖尿病视网膜病变,其中高达 42% 会危及到视力[5,7]。2005~2008 年,美国国家卫生和营养调查结果显示,28.5% 的糖尿病患者有糖尿病视网膜病变的表现,4.4% 的患者有危及视力的糖尿病视网膜病变[3]。2012 年,魏文斌等人一起开展了北京城区的糖尿病视网膜病变的流行病学研究,结果显示,糖尿病视网膜病变的发生率为 25%,较 10 年前相比呈现一定增高[8]。在 2009 年,又对中国北方农村地区开展了 30 岁以上的糖尿病视网膜病变的流行病学调查,结果显示,年龄标准化后糖尿病视网膜病变的发生率为 43%,年龄标准化后的黄斑水肿的发生率为 3.5%,危及视力的糖尿病视网膜病变的发生率为 6.3%。对于这些危及视力的糖尿病视网膜病变患者,超过 90% 未进行任何治疗。以此估计,中国糖尿病患者在农村地区的人口数量为 9 千万，其中危及视力的人群高达 9 百万，由此看出，中国面临的关于糖尿病视网膜病变的压力异常巨大[9]。

著名的 Wisconsin 糖尿病视网膜病变的流行病学研究发现，通过 10 年的随访，74% 发生糖尿病视网膜病变，在已发生的糖尿病视网膜病变的人群中，10 年后，有 64% 发展为严重的糖尿病视网膜病变，其中 17% 发展为增殖性糖尿病视网膜病变。并且 10 年后，1 型糖尿病中有 20% 发展为黄斑水肿，而 2 型糖尿病中有 14%~25% 发展为黄斑水肿[10]。在一项 25 年的随访研究中发现，1 型糖尿病中约有 97% 的患者患有糖尿病视网膜病变，约 1/3 危及到视力，其中约 43% 发展为增殖性糖尿病视网膜病变，约 29% 出现黄斑水肿[11]。

在流行病学的基础上，对与糖尿病视网膜病变相关的高危因素进行了分析，其中包括了不良的生活方式、肥胖、嗜酒、高血糖、高血脂、高血压、糖尿病的患病时间、孕身、青春期和白内障手术[12]。随着生活方式及肥胖、嗜酒等的影响，糖尿病视网膜病变的发生率可能出现逐年上升的情况，并且患者群也将趋于年轻化，因此需要格外关注糖尿病及其并发症的影响。

参考文献

1. International Diabetes Federation. IDF Diabetes Atlas. 5th ed. Brussels, Belgium: International Diabetes Federation , 2011.

2. Nishimura R, Laporte RE, Dorman JS, et al. Mortality Trends in Type 1 Diabetes. The Allegheny County (Pennsylvania) Registry 1965–1999[J]. Diabetes care, 2001, 24(5): 823–827.

3. Wild S, Roglic G, Green A, et al. Global Prevalence of Diabetes Estimates for the year 2000 and projections for 2030[J]. Diabetes Care, 2004, 27(5):1047–1053.

4. Zhang X, Saaddine JB, Chou CF, et al. Prevalence of Diabetic Retinopathy in the United States, 2005–2008[J]. JAMA, 2010, 304(6):649–656.

5. Kempen JH, O'Colmain BJ, Leske MC, et al. The prevalence of diabetic retinopathy

among adults in the United States[J]. Arch Ophthalmol, 2004, 122(4):552–563.

6. Yau JW, Rogers SL, Kawasaki R, et al. Global Prevalence and Major Risk Factors of Diabetic Retinopathy[J]. Diabetes Care, 2012, 35(3):556–564.

7. Roy MS, Klein R, O'Colmain BJ, et al. The prevalence of diabetic retinopathy among adult type 1 diabetic persons in the United States[J]. Arch Ophthalmol, 2004, 122(4): 546–551.

8. Xu J, Wei WB, Yuan MX, et al. Prevalence and risk factors for diabetic retinopathy: the Beijing Communities Diabetes Study 6[J]. Retina, 2012, 32(2):322–329.

9. Wang FH, Liang YB, Zhang F, et al. Prevalence of diabetic retinopathy in rural China: the Handan Eye Study[J]. Ophthalmology, 2009, 116(3):461–467.

10. Klein R1, Klein BE, Moss SE, et al. The Wisconsin Epidemiologic Study of diabetic retinopathy XIV. Ten-year incidence and progression of diabetic retinopathy. Arch Ophthalmol, 1994 ,112(9):1217–28.

11. Klein R, Knudtson MD, Lee KE, et al. The Wisconsin Epidemiologic Study of Diabetic Retinopathy XXIII: the twenty-five-year incidence of macular edema in persons with type 1 diabetes[J]. Ophthalmology, 2009, 116(3):497–503.

12. Cheung N, Wong TY. Obesity and Eye Diseases[J]. Survey of Ophthalmol, 2007, 52(2): 180–195.

3. 糖尿病视网膜病变的发病机制

糖尿病视网膜病变最常见的视网膜微血管病变,是 50 岁以上人群的主要致盲眼病之一。在临床上,早期可无自觉症状,待病变发展到黄斑后开始出现不同程度的视力减退,其具体的发病机制至今仍未完全明了。

3.1 糖代谢因素

糖尿病的代谢机制紊乱是产生糖尿病视网膜病变的根本原因[1,2]。血糖升高引起一系列复杂的病理生理改变。

■ 3.2 糖酵解过程紊乱

高血糖时,正常糖酵解过程受阻,糖不能经正常途径分解,从而激活山梨醇通路。醛糖还原酶可促使高浓度葡萄糖转化为山梨醇,然后再被山梨醇脱氢酶转为果糖,并使半乳糖转化为卫茅醇。由于山梨醇和卫茅醇在细胞内很少进一步发生代谢,并因其极性而难于透出细胞膜,细胞内浓度增大致渗透压升高,水渗入细胞引起电解质失衡和代谢紊乱。视网膜毛细血管周细胞在糖尿病患者发生的选择性丧失,这与周细胞内含有较多的醛糖还原酶有关[3]。

■ 3.3 脂代谢异常

肌醇是肌醇磷脂的前体,高血糖可通过抑制周细胞对肌醇的摄取和合成而导致周细胞内肌醇含量降低,从而造成肌醇磷脂前体的减少和代谢异常,其肌醇磷脂产物三磷酸肌醇和二酰甘油水平降低。后二者作为第二信使,其调控细胞增殖的功能也发生紊乱,DNA 合成受到抑制,周细胞增殖活力下降[4]。

■ 3.4 诱导周细胞凋亡

肌醇磷脂代谢异常只能解释周细胞增殖活力降低,尚不能说明为什么周细胞在糖尿病早期选择性衰亡。细胞凋亡学说为此开辟了新的途径。研究已证明,Bcl-2 是一种癌基因,若 Bcl-2 的表达受到抑制,细胞就进入了凋亡程序。用牛视网膜毛细血管周细胞作为模型,人为地模拟体内血糖波动。结果表明,在血糖水平波动条件下,周细胞 Bcl-2 的表达几乎降至零,而在相同条件下,视网膜毛细血管内皮细胞 Bcl-2 基因表达水平正常[5-7]。Bcl-2 表达抑制的周细胞易进入凋亡程序。

■ 3.5 非酶糖基化

在高血糖时,蛋白质和 DNA 发生非酶糖基化,有可能改变酶活性和 DNA 的完整性。蛋白质交联过多,成为非常稳定的糖基化终末产物,从而蛋白质的生物活性发生改变,影响了酶和细胞的功能。氨基胍是此过程的抑制剂,能抑制糖基化终末产物的形成。有人对糖尿病兔给予氨基胍进行药物治疗,发现能纠正糖尿病诱导的视网膜血流和通透性增加,并能抑制视网膜无细胞毛细血管和其他微血管损伤的发展。但最近又发现氨基胍能抑制血管活性物质和含氮氧化物的产生,因而认为氨基胍的治疗作用可能不仅是抑制糖基化终末产物的合成。

■ 3.6 血液因素

对于糖尿病患者,血液黏度增高、血流减慢和组织供氧减少是其糖尿病视网膜病变发生发展的重要因素[8]。糖尿病患者的血小板聚集黏附作用增强。血小板黏附于血管内皮细胞,从而促使血栓素 A2 的生成,使血管收缩并进一步使血小板凝集,这些可能是导致毛细血管闭塞的重要因素。糖尿病患者的红细胞凝集性增高和变形能力下降,不易穿过管径细小的毛细血管,加上血浆蛋白,如纤维蛋白原和 α2 球蛋白等含量升高,使血液黏稠度进一步加大,导致血管内皮损伤,管腔堵塞,并易致微血栓形成。糖尿病微血管内皮损害、血管通透性增加、血浆外渗、血液浓缩、血流速度缓慢、供氧减少,以上诸因素都可能造成视网膜组织缺血缺氧,是糖尿病视网膜病变发生的重要因素。

■ 3.7 激素因素

对于幼年起病的糖尿病患者,其血中生长激素的浓度比正常对照组多3倍。在生长激素缺乏的侏儒糖尿病患者中,糖尿病视网膜病变的发生率极低。女性糖尿病患者产后发生出血性脑垂体坏死后,严重的糖尿病视网膜病变的病情可发生逆转。完全或接近完全的腺垂体功能抑制(放射治疗或垂体摘除)能较快地改善糖尿病视网膜病变的严重程度。据认为,生长激素分泌增高可抑制糖代谢,导致细胞内山梨醇积聚,增加糖尿病血管中糖蛋白和黏多糖的沉积并加速血管硬化,促进视网膜血管微血栓形成,从而引起糖尿病视网膜病变。

■ 3.8 新生血管生长因子

糖尿病视网膜病变的新生血管增生,被认为是由于组织缺氧所诱导的一种代谢机制。视网膜缺血可触发正常视网膜血管发育时那种血管生长反应机制,从而导致病理性的新生血管生长。视网膜新生血管常起于毛细血管无灌注区的边缘,因而认为缺血区有新生血管生长因子产生,这是糖尿病视网膜病变新生血管生长的重要机制。视网膜组织有血管生长因子的受体,故"血浆源性"血管内皮细胞生长因子也可促使视网膜新生血管的形成[9]。实验研究表明,糖尿病时视网膜毛细血管通透性增加,血管渗漏,渗漏液中即含有"血浆源性"血管生长因子,因而促进新生血管生长。

■ 3.9 血管紧张素 II

视网膜血管内有血管紧张素 II 受体,提示血管紧张素 II 参与控制视网膜供血。糖尿病患者的血浆中肾素原水平高,并与视网膜病变的严重程度呈正相关。增殖性糖尿病视网膜病变患者的玻璃体液肾素原明显比非糖尿病患者高,推测糖尿病患者眼内血管紧张素 II 生成多与其增殖性糖尿病视网膜病变的发病有关。

■ 3.10 氧自由基

糖尿病视网膜病变患者血清脂质过氧化物含量明显增高，超氧化物歧化酶(SOD)活力明显下降,说明氧自由基损害加重。氧自由基可以损害一些不饱和脂肪酸,使视网膜的盘膜、线粒体膜和内层网膜内的脂类受到不可逆破坏。膜中磷脂发生过氧化,使膜中蛋白质、酶和磷脂交联失活,膜的流动性、通透性改变,功能受损,甚至导致生物膜溶解和细胞死亡,促使糖尿病视网膜病变加重。

■ 3.11 遗传因素

有研究表明,不同类型的糖尿病患者具有不同的遗传基础。在免疫遗传学的观察中,不同类型 HLA 抗原与特定的糖尿病视网膜病变类型的发生率有密切的关系。

总之,糖尿病视网膜病变的发病机制较为复杂。其病变表现为视网膜微循环对代谢、内分泌及血液循环损害等因素的反应。目前的研究尚不能完全阐明其详细机制,有待进一步探索。

参考文献

1. Gardiner TA, Archer DB, Curtis TM, et al. Arteriolar involvement in the microvascular lesions of diabetic retinopathy: implications for pathogenesis. Microcirculation, 2007, 14: 25–38.

2. Beltramo E, Pomero F, Allione A, et al. Pericyte adhesion is impaired on extracellular matrix produced by endothelial cells in high hexose concentrations. Diabetologia, 2002, 45:416–419.

3. Stitt AW, Gardiner TA, Archer DB. Histological and ultrastructural investigation of retinal microaneurysm development in diabetic patients. Br J Ophthalmol, 1995, 79:362–

367.

4. Yanoff M. Diabetic retinopathy. N Engl J Med, 1966, 274:1344–1349.

5. Barber AJ, Lieth E, Khin SA, et al. Neural apoptosis in the retina during experimental and human diabetes. Early onset and effect of insulin. J. Clin. Invest, 1998, 102:783–791.

6. Gastinger MJ, Singh RS, Barber AJ. Loss of cholinergic and dopaminergic amacrine cells in streptozotocin-diabetic rat and Ins2Akita-diabetic mouse retinas. Invest Ophthalmol Vis Sci, 2006, 47:3143–3150.

7. Martin PM, Roon P, Van Ells TK, et al. Death of retinal neurons in streptozotocin-induced diabetic mice. Invest Ophthalmol Vis Sci, 2004, 45: 3330–3336.

8. Wagener HP, Story DTD, Wilder RM. Retinitis in diabetes. N Engl J Med, 1934, 211: 1131–1137.

9. Erickson KK, Sundstrom JM, Antonetti DA. Vascular permeability in ocular disease and the role of tight junctions. Angiogenesis, 2007, 10:103–117

4. 糖尿病视网膜病变的临床特点

4.1 定义

糖尿病视网膜病变是糖尿病导致的视网膜微血管损害所引起的一系列典型病变,是一种影响视力甚至致盲的慢性进行性疾病。按糖尿病视网膜病变的发展阶段和严重程度, 临床上分为非增殖性糖尿病视网膜病变(nonproliferative diabetic retinopathy,NPDR)(单纯型或背景型) 和增殖性糖尿病视网膜病变(proliferative diabetic retinopathy,PDR)。

4.2 诊断

(1)病史:详细询问病史至关重要。除了有无多饮、多食、多尿及消瘦等典型的糖尿病表现外,还应注意了解糖尿病的病程。血糖及尿糖检查是了解糖尿病控制程度的重要依据。

(2)眼底检查:眼底检查是诊断糖尿病视网膜病变的主要手段。对于糖尿病视网膜病变患者,医师通过眼底检查能看到明显的病变,比如棉絮斑、出血、软渗、硬渗、微血管瘤等。

(3)特殊检查:对于糖尿病视网膜病变,在眼底未能肉眼观察到病变之前,已有某些亚临床改变,如异常荧光形态、视网膜电生理及视觉对比敏感度等变化,这些改变均对其早期诊断有参考价值。在病变进展过程中,眼底荧光血管造影的各种特殊表现对该病的诊断和分期有重要意义。

■ 4.3　分期

4.3.1　国内分期法

根据糖尿病视网膜病变的眼底表现,对其进行分型分期,有利于观察病情演变,并便于记录和对照。1984 年 6 月,第一届全国眼底病学术会议提出"糖尿病视网膜病变临床分期标准",经同年 10 月第三届全国眼科学术会议讨论通过并公布实行(表 B–1)。

表 B–1　糖尿病视网膜病变的国内分期

类型	分期	表现
单纯型	I	有微动脉瘤和(或)有小出血点
	II	有黄白色"硬性渗出"和(或)有出血斑
	III	有白色"棉绒斑"和(或)有出血斑
增殖型	IV	眼底有新生血管和(或)有玻璃体积血
	V	眼底有新生血管和纤维增殖
	VI	眼底有新生血管和纤维增殖,伴有牵引性视网膜脱离

注:在此种分期标准中,前三期为非增殖期,后三期为增殖期。此分期标准是根据检眼镜下所见,不包括眼底荧光血管造影的改变。目前我国临床上仍在使用。

4.3.2 国际分期法

2001 年,在美国眼科年会上,已提出建立一个简化的关于糖尿病性视网膜病变(DR)与糖尿病性黄斑水肿(DME)的国际临床分类法的倡议。2002 年 4 月,在澳大利亚悉尼举行的国际眼科会议和美国眼科学会的联合会议上,召开了一次专门的工作会议。在提出分类等级和标准的方案的基础上,采用投票方法表达参与者是否同意这些设立的等级和指标,然后经 Delphi 技术判定投票结果。最后形成的分类法发表在 *Ophthalmology* 上(表 B-2)。

4.3.3 我国 2014 年糖尿病视网膜病变临床诊疗指南分期方法

2014 年,由黎晓新教授执笔,由中华医学会眼科学分会眼底病学组成员讨论后,制定了《糖尿病视网膜病变临床诊疗指南》,形成了新的分期

表 B-2 糖尿病视网膜病变和糖尿病性黄斑水肿的国际临床分级

疾病严重程度	散瞳眼底检查所见
糖尿病视网膜病变的临床分级	
无明显视网膜病变	无异常
轻度 NPDR	仅有 MA
中度 NPDR	不仅有 MA,尚有出血、硬性渗出、棉绒斑等
重度 NPDR(SNPDR)	4:2:1 法则
	4 个象限中任何一个象限有 20 个以上视网膜内出血
	2 个以上象限要有明确的静脉串珠样改变
	1 个以上象限有明确的视网膜内微血管异常(IRMA)
PDR	新生血管、视网膜前出血、玻璃体积血
黄斑水肿的临床分级	
轻度 DME	后极部视网膜增厚和硬性渗出,远离黄斑中心
中度 DME	后极部视网膜增厚和硬性渗出,接近黄斑但未涉及黄斑中心
重度 DME	后极部视网膜增厚和硬性渗出,累及黄斑中心

方法。该方法结合了国内分期法(1984 年)和国际分期法,最后形成的分期法发表在《中华眼科杂志》上(表 B-3)。

4.3.4 《糖尿病管理模式推广项目技术操作手册(视网膜病变筛查)》的分期方法

《糖尿病管理模式推广项目技术操作手册(视网膜病变筛查)》是我国原卫生部疾病预防控制局于 2009 年 10 月颁布的分期方法(表 B-4)。

这种分期方法主要针对糖尿病患者的眼底筛查,并进行简单分类。对于非眼科专业人员,在针对糖尿病视网膜病变的筛查、预防工作方面,这一方法更加简明,易于推广。其用简单的字母及数字表示分期的严重程度及黄斑水肿。我们日常开展的筛查体系就是用的此种分类方法。此方法更易于基层开展疾病的防治工作。

表 B-3　2014 年糖尿病视网膜病变临床诊疗指南分期法

类型	分期	表现
NPDR	Ⅰ(轻度)	仅有毛细血管瘤样改变
	Ⅱ(中度)	介于轻度与重度之间,有黄白色"硬性渗出"和(或)有出血斑
	Ⅲ(重度)	4:2:1 法则 4 个象限中任何一个象限有 20 个以上视网膜内出血 2 个以上象限要有明确的静脉串珠样改变 1 个以上象限有明确的视网膜内微血管异常(IRMA)
PDR	Ⅳ(增殖早期)	出现视网膜新生血管或视乳头新生血管,伴视网膜前出血或玻璃体积血时,称为高危增殖型
	Ⅴ(纤维增殖期)	出现新生血管膜,可伴视网膜前出血或玻璃体积血
	Ⅵ(增殖晚期)	出现牵拉性视网膜脱离,伴纤维增殖膜,并可伴房角或虹膜新生血管

表 B-4　2009 年糖尿病视网膜病变分期指南

分期	表现
0 级(R0)	无视网膜病变期
1 级(R1)	为背景性视网膜病变期,视网膜出现微动脉瘤、出血点(斑)或渗出,且程度轻于增殖前期病变
2 级(R2)	为增殖性视网膜病变前期,可具有下述中的任何一项:4 个象限中的每个象限都有视网膜出血点(20 个以上),2 个或以上的象限有静脉串珠样改变,1 个或以上的象限有明确的视网膜内毛细血管不规则的阶段性扩张(IRMA)
3 级(R3)	为增殖性视网膜病变期,此时视网膜新生血管形成,视网膜前出血,纤维增生,视网膜脱离
黄斑水肿(M)	在距黄斑中心凹 1 个视乳头直径(DD)范围内的视网膜有渗出,黄斑区内星芒状渗出,患者最佳矫正视力≤0.5,且在距黄斑中心凹 1DD 范围内的视网膜有微血管瘤或出血

4.4 临床表现

在糖尿病视网膜病变的初期,一般无眼部自觉症状。随着病情发展,可有不同表现。患者可有眼前闪光感,不同程度的视力减退或视物变形等。视网膜小动脉破裂,少量出血入玻璃体,可使患者自觉眼前有黑影飘动。新生血管生长、玻璃体大量积血或增殖性玻璃体视网膜病变及牵拉性视网膜脱离,可致视力严重丧失。

4.5 眼底表现

糖尿病视网膜病变的基本临床眼底表现为:视网膜毛细血管微血管瘤形成,血管扩张,管壁渗漏造成视网膜水肿、渗出、出血,进而发生毛细血管和小动脉闭塞、视网膜缺血、视网膜新生血管生长。新生血管引起视网膜和玻璃体大量积血。随着纤维组织增殖,形成增殖性玻璃体视网膜病变,进而发生牵拉性视网膜脱离。

■ 4.6 毛细血管异常

4.6.1 微血管瘤

视网膜微血管瘤是糖尿病视网膜病变的特征性表现(图 B-1),是该病最早的可靠体征。在检眼镜下表现为边界清楚的红或暗红色小圆点,直径约视盘边缘视网膜静脉直径的 1/8~1/2,也偶有较大者,可至视网膜静脉直径。眼底荧光血管造影检查可见边缘光滑,荧光充盈。眼底荧光血管造影检查常能发现检眼镜不易发现或不能查见的很小的微血管瘤。

微血管瘤常出现在眼底后极部,尤其是黄斑区,并多在颞侧。随着病

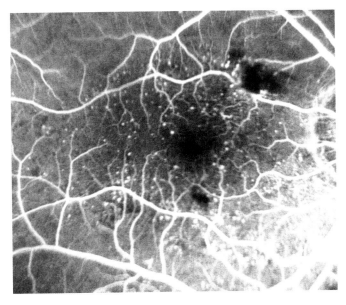

图 B-1　微血管瘤

情发展,则分布于视网膜各部并密集成群。若发现后,应散瞳详细检查,至少在各个方位沿主要血管查 4~5 个 PD 范围。必要时需做眼底荧光血管造影检查。其发生与局部视网膜缺氧有关。微血管瘤常见于视网膜内核层,并逐渐扩散至内丛状层,是视网膜水肿的重要原因,其数目多少及变化可反映糖尿病视网膜病变的程度、进展或退行。

4.6.2　毛细血管扩张和渗漏

视网膜毛细血管扩张也是糖尿病视网膜病变的早期改变之一。毛细血管壁周细胞逐渐消失、内皮细胞增殖、管腔逐渐闭塞、其附近毛细血管代偿性扩张、粗细不匀、迂回扭曲,这些改变与视网膜内新生血管一起,统称为视网膜内微血管异常(intraretinal microvascular abnormatities,IRMA)。扩张的毛细血管与微血管瘤一样,管壁通透性增加,并发生渗漏。这是视网膜渗出、出血和水肿的基础。

4.6.3　毛细血管闭塞

毛细血管闭塞导致毛细血管无灌注区,表明糖尿病视网膜病变已较严重,这一征象只能通过眼底荧光血管造影才能发现。当无灌注区累及黄斑区时,可致视力下降。黄斑区以外的无灌注区可在视野中出现相应部位的缺损。

4.6.4　动静脉交通

当毛细血管闭塞区面积逐渐扩大时,视网膜内出现迂曲小血管,连接于动静脉之间。这种血管多系毛细血管闭塞过程中试图恢复正常血流的一种表现。检眼镜下可见到将动静脉直接连接的粗大的毛细血管。

4.6.5　视网膜动脉和静脉异常

动脉异常:有些较重的糖尿病视网膜病变患者可发生小动脉闭塞,表现为动脉小分支细窄,有的几乎成细线,且颜色浅淡,检眼镜下不易被发现。

静脉异常:早期最常表现为视网膜静脉充盈扩张和迂曲,颜色暗红,以颞侧静脉明显。随着病情发展,静脉管径变得粗细不均,严重者呈串珠状、腊肠状或球状扩张,血管可盘绕成环形,有的并有白鞘。对于糖尿病视网膜病变严重者,眼底荧光血管造影可见静脉管壁有荧光着色和滞留,并出现荧光渗漏,有时可发生分支静脉部分或全部阻塞(图 B-2)。

■ 4.7 血管外损害

4.7.1 出血

早期视网膜出血位置较深,常在内核层,其形态为圆形或不规则红色小出血点,呈斑点状(图 B-3)。出血可逐渐吸收,但附近可再出现新的出血。出血严重者可融合成片,累及视网膜各层,甚至突破内界膜致视网膜

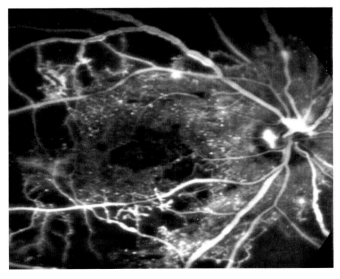

图 B-2　糖尿病视网膜病变的静脉形态及微血管瘤

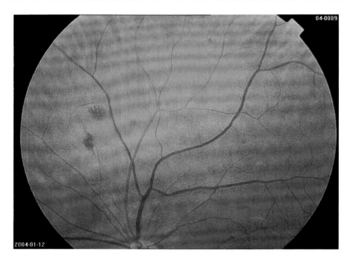

图 B-3　视网膜出血

前出血,表现为上界呈水平线,下界成半球弧形的舟状出血团。出血量大时可突破玻璃体膜进入玻璃体而致视力严重障碍。

4.7.2　硬性渗出

硬性渗出,又称为蜡样渗出,为大小不等、边界清楚的蜡黄色点片状渗出(图 B-4)。以后极部最多见,常数个或数十个呈簇状堆积,有时相互融合成片,有时排列成环状,每个环围绕一个或数个微动脉瘤,有时密集于静脉旁呈白鞘状。硬性渗出位于视网膜深部的外丛状层,主要为脂质,还有一些蛋白及吞噬脂质的泡沫状细胞。硬性渗出可逐渐被吸收而消散,但又可再出现新的硬性渗出。

4.7.3　棉絮斑

棉絮斑,又称软性渗出,为大小不等、形态不规则、边界不清楚的灰白色斑,呈棉絮状或绒毛样(图 B-5)。多在后极部视网膜距视盘 3~4PD 范围内,多数在大血管附近。位于视网膜浅层的神经纤维层,是视网膜微血

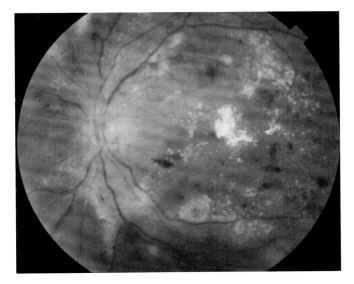

图 B-4 硬性渗出

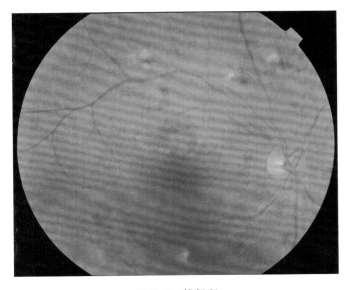

图 B-5 棉絮斑

管闭塞,组织严重缺血以致神经纤维浆流阻滞及细胞内水肿所致。因此,棉絮斑的出现表明糖尿病视网膜病变已较严重。棉絮斑是增殖性糖尿病性视网膜病变的最后预兆,即它的出现预示糖尿病视网膜病变有迅速发展为增殖性糖尿病视网膜病变的趋势。棉絮斑消退后,闭塞的毛细血管肿胀、断裂并呈无结构的细胞样小体,后来逐渐被胶质组织所代替,不再因缺血而肿胀。

■ 4.8 增殖性病变

4.8.1 新生血管及纤维增殖

新生血管增殖是增殖性糖尿病视网膜病变的最重要标志。若不及时治疗,血管病变将不断加剧,视网膜组织严重缺血缺氧,视网膜血管壁萌发新生血管。新生血管好发于视盘及其附近,或近赤道部的视网膜中央动静脉血管及毛细血管无灌注区的边沿。

视盘上及其附近一个视盘直径范围的新生血管称为视盘新生血管(NVD)(图 B-6),视网膜其他任何部位的新生血管称为视网膜新生血管(NVE)。早期新生血管位于视网膜平面内,以后可穿过内界膜,并突出于内界膜之外而与玻璃体接触。典型的 NVD 初期,在视盘或邻近视网膜的表面有漂浮的环或网,或者是横跨生理杯的桥。

新生血管出现的同时,视网膜组织在新生血管附近逐渐发生细胞增殖,形成纤维条带,这种在视网膜表面和邻接玻璃体处发生的血管纤维性增殖,称为增殖性玻璃体视网膜病变(proliferative vitreoretinopathy,PVR)(图 B-7)。

4.8.2 玻璃体脱离及出血

新生血管常在玻璃体后界面与视网膜之间的潜在间隙中增殖,易导致玻璃体后脱离。新生血管及纤维组织增殖可进入玻璃体内,由于其

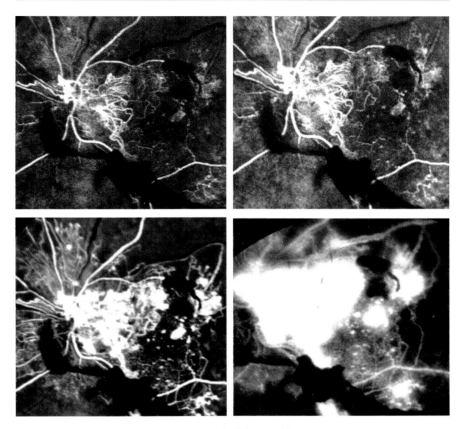

图 B-6　视盘新生血管

本身就易发生出血,再加上纤维膜收缩,牵拉新生血管使其破裂,因此常发生玻璃体积血(图 B-8),视力受到不同程度的障碍。由此可见,对一个非常小的玻璃体积血就应高度重视。大量出血可仅见眼底朦胧反光或反光全无。出血及其消退的程度和速度的可变性很大,从小出血的几周到大出血的数月、数年或永不消退。出血倾向于周期性复发,通常没有明显的诱发因素,常发生在睡眠中,必要时手术治疗。

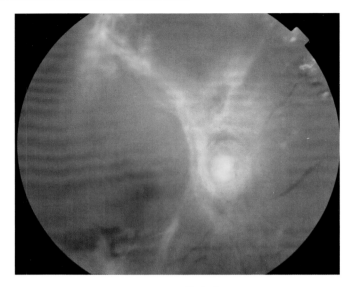

图 B-7 增殖膜

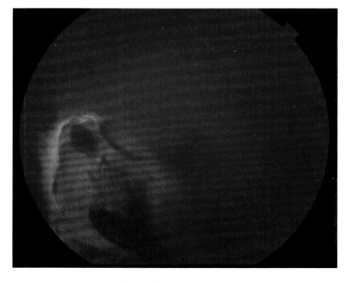

图 B-8 玻璃体腔大量积血，视盘旁可见增殖膜

4.8.3 牵拉性视网膜脱离

进入玻璃体内的纤维血管膜和(或)积血不完全吸收所形成的机化条带可发生收缩,从而对视网膜产生牵拉,可使视网膜扭曲,甚至发生牵拉性视网膜脱离(图 B–9)。因为纤维膜的收缩而牵扯周边视网膜朝向该膜的中心。牵引常导致黄斑向鼻侧视盘移位。在牵扯处若出现视网膜裂孔,则可合并孔源性视网膜脱离;若累及黄斑,则视力骤降。

4.8.4 黄斑病变

常见的糖尿病性黄斑病变(diabetic maculopathy,DM)包括黄斑水肿(图 B–10)、缺血及增殖性改变对黄斑的侵犯,其中黄斑水肿是视力丧失的主要因素。

轻度黄斑水肿时,检眼镜下不易识别,但如果发现黄斑中心凹反光消失,则应考虑到黄斑水肿的可能。检眼镜下可见黄斑区视网膜呈增厚不透

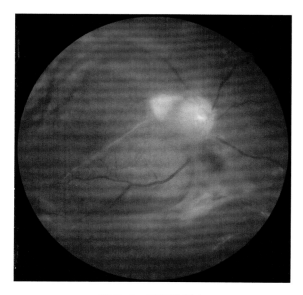

图 B–9 视网膜脱离

明外观,中心凹呈蜂窝状隆起,其外周常可见到硬性渗出环。黄斑水肿也可呈弥散性,多见于青年起病的糖尿病患者,为弥散性扩张的毛细血管渗漏所致,外周硬性渗出环少见。长期存在的黄斑水肿可形成黄斑囊样变性甚至视网膜穿孔,并且视力损害多不可逆。当眼底出现棉絮斑、白线状小动脉以及明显的 IRMA 时,应考虑黄斑缺血。

4.8.5　视盘病变

　　糖尿病视网膜病变的视盘病变可包括视盘水肿、缺血和新生血管增生等。视盘水肿多见于青年起病的胰岛素依赖型糖尿病患者,一般可在短期内吸收,可不伴有视力丧失或相应的视网膜病变。但若伴有相当明显的眼底改变,则有可能是增殖性糖尿病视网膜病变在视盘的早期表现,可加快糖尿病视网膜病变的恶化及新生血管的出现,应追随观察。糖尿病性视盘水肿的发病机制尚不清楚,可能是局部血管障碍所致。视盘水肿消退后发生局限性视神经萎缩、视力可有不同程度减退,并出现相应方位的扇形视野缺损。

4.8.6　虹膜红变与新生血管性青光眼

　　在广泛的视网膜毛细血管闭锁的基础上,虹膜与房角也可出现新生血管(图 B-11),从而使房水排出受阻,眼压升高,即为新生血管性青光眼。

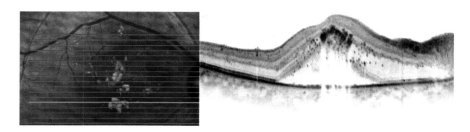

图 B-10　糖尿病性黄斑水肿

5. 糖尿病眼部其他并发症

糖尿病作为一种累及全身血管的疾病，在眼部不仅表现为对视网膜的损害，也可引起眼部其他组织的病理改变，导致相关的并发症。下面逐一进行介绍。

5.1 糖尿病与青光眼

糖尿病与青光眼关系紧密，目前一项针对亚洲人群的研究发现，糖尿病能增加患者闭角型青光眼的风险[1]，其机制可能是，相对于正常人群，糖尿病患者的前房深度较浅，晶状体厚度增大[2]。其次，在糖尿病眼部治疗的过程中，包括全视网膜激光光凝、硅油注入均有可能导致房角狭窄，从而

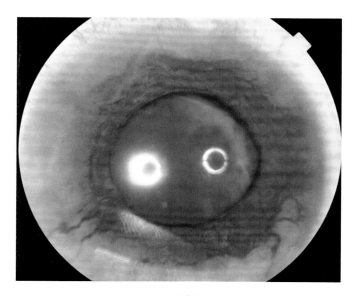

图 B-11　虹膜新生血管

可能引起眼压升高。在并发青光眼的类型中,最严重的是新生血管性青光眼。通过虹膜血管造影发现,在非增殖性糖尿病视网膜病变中有24%,增殖性糖尿病视网膜病变中高达73%的患者出现虹膜新生血管[3]。因此,需要特别关注糖尿病与青光眼的问题。

■ 5.2 糖尿病性视神经病变

糖尿病可引起非动脉源性的视神经缺血,表现为视力的突然丧失或眼前出现暗点[4]。发病率为2.3/10 000~10.3/10 000[5,6]。糖尿病性视盘水肿也是常见的表现之一,大约有0.4%的糖尿病患者出现视盘水肿[7],需要与颅内压升高进行鉴别。

■ 5.3 糖尿病性眼肌麻痹

糖尿病可引起任何颅神经麻痹,其中以动眼神经受累最常见,展神经次之,而滑车神经受累较少。糖尿病性眼肌麻痹多见于50岁以上患者,常突然发病,且常为单侧。多数以复视为首要症状,眼部及额部疼痛也属早期症状。检查可见相应的眼肌运动障碍,对于动眼神经完全麻痹者,可有上眼睑下垂,眼球处于下斜位,上、下、内转均受限,但瞳孔正常,对光反应及近点反应正常。

■ 5.4 屈光状态改变

在白内障形成之前,糖尿病患者会感到屈光的改变,并随血糖浓度的高低而呈阶段性的屈光变化。血糖浓度升高,晶状体变凸而形成近视;血糖浓度降低后,晶状体变扁平而形成远视。

■ 5.5 糖尿病性白内障

1.真性糖尿病性白内障:多发生于<30 岁、血糖控制不好的年轻糖尿病患者。糖尿病性白内障的晶体状浑浊类型以皮质浑浊最常见,尤其是后囊下浑浊,其特点是进展较快,常常双眼同时发病。病变初期为无数分散的、雪花样或点状浑浊,浑浊位于囊膜下的皮质区,并且很快融合,数周或数月内完全浑浊,可见视力明显下降。大多发生在患者血糖急剧升高和酸中毒时。

2.糖尿病性老年白内障:多发生在>45 岁的糖尿病患者,发病率较高。它与无糖尿病患者的老年性白内障的临床表现相同。与老年性白内障患者相比,糖尿病性老年白内障患者的发病年龄较早,并且白内障成熟较快。一般从晶状体后囊下开始浑浊,呈锅巴样。此期患者出现明显的畏光,在相对强光下的视力明显低于相对暗光下的视力。

■ 5.6 糖尿病性角膜病变

糖尿病对角膜的影响主要是引起泪液的分泌异常。研究发现,糖尿病患者的角膜大多存在水液层的缺乏[8],导致眨眼次数的减少和泪液的持续分泌[9-10],并引起视力的模糊和视觉质量下降。同时,角膜上皮的愈合能力也出现下降,可使引起角膜擦伤和角膜炎的风险增高。这种改变还可引起角膜知觉的降低。这在眼科手术中需要给予更多的关注。

参考文献

1. Clark CV. Diabetes mellitus in primary glaucomas. Ann Acad Med Singapore, 1989, 18: 190–194.

2. Saw SM, Wong TY, Ting S, et al. The relationship between anterior chamber depth and

the presence of diabetes in the Tanjong Pagar Survey. Am J Ophthalmol, 2007, 144: 325–326.

3. Ohnishi Y, Ishibashi T, Sagawa T. Fluorescein gonioangiography in diabetic neovascularization. Graefe´s Arch Clin Exp Ophthalmol, 1994, 232:199–204.

4. Newman NJ, Scherer R, Langenberg P, et al. The fellow eye in NAION: Report from the ischemic optic neuropathy decompression trial follow-up study. Am J Ophthalmol, 2002, 134:317–328.

5. Arnold AC, Hepler RS. Fluorescein angiography in acute nonarteritic anterior ischemic optic neuropathy. Am J Ophthalmol, 1994, 117:222–230.

6. Hattenhauer MG, Leavitt JA, Hodge DO, et al. Incidence of nonarteritic anterior ischemic optic neuropathy. Am J Ophthalmol, 1997, 123:103–107.

7. Barr CC, Glaser JS, Blankenship G. Acute disc swelling in juvenile diabetes: a clinical profile and natural history of 12 cases. Arch Ophthalmol, 1980, 98:2185–2192.

8. Grus FH, Augustin AJ. Analysis of tear-protein patterns as a diagnostic tool for the detection of dry eyes. Eur J Ophthalmol, 1998, 18:90–97.

9. Rogell JD. Corneal hypesthesia and retinopathy in diabetes mellitus. Ophthalmology, 1980, 87:229–233.

10. Nielsen NV. Corneal sensitivity and vibratory perception in diabetes mellitus. Acta Ophthalmol, 1978, 56:406–411.

6. 糖尿病视网膜病变的危险因素

6.1 病程

随着医疗技术的发展,糖尿病患者的生命延长,糖尿病视网膜病变的发生率亦随之增高。所以,糖尿病病程是引起糖尿病视网膜病变发生及进展的主要危险因素之一。据美国的一组流行病调查资料显示,病程在 10年以下者, 糖尿病视网膜病变的发生率为 7%,10~14 年者为 26%,15 年以上者为 63%,而 30 年者高达 95%。来自我国上海医科大学的资料亦显示, 病程 5 年以下者为 28%,6~10 年者为 36.4%,11~15 年者为 58%,15年以上者 72.7%。而 WES 糖尿病视网膜病变研究的患有 1 型糖尿病的患者,病程 15 年后糖尿病视网膜病变的发生率高达 98%[1]。

■ 6.2　血糖控制

　　大量观察研究已证实, 血糖控制不佳与糖尿病的慢性并发症发生与发展相关。人们设计了随机对照临床试验,探讨了血糖控制对糖尿病慢性并发症发生与发展的作用。在糖尿病控制与并发症研究(diabetes control and complications trial,DCCT)[2]中,29 个中心 1441 例 1 型糖尿病患者被随机分为传统治疗与严格胰岛素治疗两组,随访时间为 4~9 年,平均随访时间为 6.5 年。此研究证实对于 1 型糖尿病,严格的胰岛素治疗与降低糖尿病视网膜病变的严重程度相关。在参与 DCCT 时眼底未见视网膜病变的患者中,随访 3 年后,在严格胰岛素治疗组,糖尿病视网膜病变的进展比传统治疗组降低了 75%。随后在糖尿病干预与并发症流行病学研究(diabetes interventions and complications study,EDIC)的实验中, 观察了继 DCCT 研究后随访的 4 年时间内, 严格胰岛素治疗组较传统治疗组进展为糖尿病视网膜病变的风险仍然是明显降低的。而近期报道了关于 DCCT/EDIC 实验 10 年及 18 年后的随访情况最新数据[3,4]。DCCT 的 10 年随访数据表明,10 年后两组的糖化血红蛋白水平无明显差异(8.07% 对7.98%),而严格胰岛素治疗组发生糖尿病视网膜病变进展、增殖性糖尿病视网膜病变或更坏情况的概率明显低于传统治疗组(风险降低,53%~56%;$P < 0.001$)。但这种风险的降低较随访 4 年时有所衰减(约为随访 4 年时的70%~71%)。这组数据说明,尽管有减弱的趋势,但严格胰岛素治疗组在控制糖尿病视网膜病变进展方面的优势较传统治疗组可持续 10 年。随访 18年时的数据统计了糖尿病视网膜病变进展为增殖性糖尿病视网膜病变、有临床意义的黄斑水肿(clinically significant macular edema,CSME)以及需要

治疗的(激光光凝或抗 VEGF 治疗)两组的情况,综合结果仍是严格胰岛素治疗组的风险较低,但是因为传统治疗组的每年发生率降低,现在每年的发生率两组相当。在 DCCT 中,对血红蛋白 A1C(HbA1c)水平进行了分析,当 HbA1c 降低 10%(如从 8% 降到 7.2%),糖尿病视网膜病变进展的风险降低 43%~45%,并且建议在安全的情况下应尽早将血糖控制到正常水平[5]。根据这些数据,我们建议糖尿病患者应当严格控制血糖,以降低糖尿病慢性并发症的发生及发展。

英国前瞻性糖尿病研究组(UK prospective diabetes study group,UKPDS)的大规模随机研究[6,7]证实,对于 2 型糖尿病患者,严格控制血糖的效果与 1 型类似。UKPDS 表明,采用严格控制血糖的 2 型糖尿病患者发生"任意糖尿病性血管病变"的风险较采用传统治疗能降低 25%,包括出现需要视网膜激光光凝治疗的患者的概率。在严格胰岛素治疗组的随访 6 年期间,病变进展 2 级的风险显著少于传统治疗组,并且显示血糖与血管性并发症有显著关系,HbA1c 浓度每降低一个百分点（如从 9% 降到 8%）,发生血管性并发症的风险降低 35%。之后,Holman RR 等对 UKPDS 提供的数据进行研究,发现严格控制血糖者微血管疾病的发生风险降低了 24%(P =0.001）, 心肌梗死的发生风险降低了 15%(P =0.01）, 死亡率降低了 13%(P =0.007)[8]。来自实证医学资料库的一项有关严格控制血糖与传统治疗方法对 2 型糖尿病死亡率、心血管疾病死亡率、微血管并发症等影响的 Meta 分析数据及随机临床试验[9],得出严格控制血糖组患微血管并发症或糖尿病视网膜病变的风险较传统治疗组低 (0.88,0.79 对 0.97,P = 0.01,25 600 例,3 个实验;0.80,0.67 对 0.94,P =0.009,10 793 例,7 个实验)。严格控制血糖可使心血管死亡率降低 10%,同时使患非致命的心肌梗死、微血管并发症的风险降低 10%。2013 年研究的结果类似,相对于传统治疗方法, 严格控制血糖可降低患糖尿病视网膜病变的风险(RR 0.79,95% CI 0.68~0.92;P =0.002;10 300 个参与者,9 个实验） 及需要视网膜激光治疗的概率(RR 0.77,95% CI 0.61~0.97;P =0.03;11 212 个参与者,8 个实验)[10]。

有研究[11,12]发现,严格控制血糖组随访 4 年后糖尿病视网膜病变进展的风险降低了 33%。

所有研究结果显示,虽然严格控制血糖并不能阻止糖尿病患者合并视网膜病变的发生,但其显著降低了糖尿病视网膜病变进展的风险。这对于保护视力与减少其治疗成本有积极的作用。

■ 6.3　高血压

目前,对于高血压对糖尿病视网膜病变的发生和进展是否有影响,众多研究得出的结论仍不一致[13]。然而,UKPDS 在 1998 年进行的临床对照研究[14]证实,严格控制血压的 2 型糖尿病患者比不严格控制血压的患者的糖尿病视网膜病变进展的概率更低。在 UKPDS 的 2004 年的研究中[15],纳入 1148 例患有 2 型糖尿病和高血压的患者,758 人随机分入严格控制血压组 (目标血压控制在 150/85mmHg 以下),390 人随机分入非严格控制血压组(目标血压控制在 180/108mmHg 以下)。在随访 4.5 年时,对于眼底发生 ≥5 个微血管瘤的风险,严格控制血压组明显低于非严格控制血压组(23.3%对 33.5%,相关风险系数 RR 0.70;P =0.003),这种效果可持续 7.5 年(RR 0.70;P =0.003)。对于 ET 糖尿病视网膜病变 S 下降 ≥2 级的风险,严格控制血压组少于非严格控制血压组(RR 0.75;P =0.02),严格控制血压组也比非严格控制血压组需要视网膜激光光凝少 (RR 0.65;P = 0.03)。随访 7.5 年时,对于棉絮斑出现的风险,严格控制血压组比非严格控制血压组低(RR 0.53;P <0.001)。随访 9 年后,在严格控制血压组,ET 糖尿病视网膜病变 S 视力表下降 3 行或 3 行以上的风险降低了 43%。之后发表的有关血压控制与糖尿病视网膜病变发生及发展的关系的研究中,也证实了血控压制可延缓糖尿病患者视网膜病变的发生[16-21],并且这种效用可持续终身。另外,高血压是黄斑水肿的重要危险因素之一[22]。所以说,严格控制血压可以降低糖尿病眼部并发症发生的风险。

■ 6.4 高血脂

既往已有不少研究发现，血清胆固醇的增加与视网膜硬性渗出的增加、糖尿病视网膜病变相关[23-33]。比如有研究[23]表明，糖尿病视网膜病变的进展与甘油三酯的增加成正比，与高密度脂蛋白胆固醇的增加成反比。经NMR-LSP进一步分析，显示糖尿病视网膜病变的进展与小型、中型极低密度脂蛋白的增加成正比，而与极小的极低密度脂蛋白的增加成反比。这些数据证实了血脂异常患者发生糖尿病视网膜病变的潜在发病机制。

血清低密度脂蛋白胆固醇浓度的增加和黄斑区视网膜厚度相关。近来，有研究探讨了血清中不同脂类浓度与黄斑区视网膜厚度的相关性，结果显示血清低密度脂蛋白（low-density lipoprotein，LDL）胆固醇浓度与黄斑中央视网膜厚度（central subfield macular thickness，CSMT）（500μm圆半径）、黄斑中央体积（central subfield macular volume，CSMV）呈正相关，LDL浓度每升高 1mmol/L，平均 CSMT 增厚 6.52μm（95% CI 1.97~11.08；$P = 0.006$），平均 CSMV 增加 0.0047mm³（95% CI 0.001~0.0085；$P = 0.015$）[28,30]。

ACCORD 的眼科分支研究[31]发现，非诺贝克可以明显降低糖尿病视网膜病变进展的危险因素，并且可以降低糖尿病视网膜病变需要激光光凝治疗的概率，减缓糖尿病视网膜病变的进展，从而间接说明血脂是糖尿病视网膜病变进展的危险因素。

所以，降低血脂不但减少发生心脑血管疾病的风险，同时可以降低视力损害的风险。

■ 6.5 妊娠与糖尿病视网膜病变

妊娠由于改变了自身的代谢调控，因此可以加速糖尿病相关并发症的进展，包括糖尿病视网膜病变[34]。有研究表明肾功能不全的糖尿病女性患者,在怀孕初期肾小球滤过率长期恶化的风险增高,增殖性糖尿病视网膜病变可以在怀孕期间和分娩后 1 年内进展[35]。

■ 6.6　其他全身危险因素

除了上述影响糖尿病视网膜病变进展的风险因素外,另外有研究发现,糖尿病肾病、贫血、血清尿酸浓度、血胆红素等与糖尿病视网膜病变的进展相关[36-38],即糖尿病肾病、贫血、血清尿酸浓度与糖尿病视网膜病变的恶化有关,血胆红素浓度与糖尿病视网膜病变的发生呈负相关[36]。在韩国学者研究糖尿病肾病与糖尿病视网膜病变黄斑水肿形态类型的关系时发现,蛋白尿与浆液性黄斑水肿有关[37]。

参考文献

1. Klein BE, Klein R. Gravidity and diabetic retinopathy[J]. Am J Epidemiol, 1984, 119 (4):564–569.

2. Diabetes Control and Complications Trial Research Group. The effect of intensive diabetes treatment on the progression of diabetic retinopathy in insulin-dependent diabetes mellitus. The Diabetes Control and Complications Trial[J]. Archives of Ophthalmology, 1995, 113(1):36–51.

3. White NH, Sun W, Cleary PA, et al. Prolonged Effect of Intensive Therapy on the Risk of Retinopathy Complications in Patients With Type 1 Diabetes Mellitus: 10 Years After the Diabetes Control and Complications Trial[J]. Arch Ophthalmol, 2008, 126(12):1707–1715.

4. Diabetes Control and Complications Trial(DCCT)/Epidemiology of Diabetes Interventions and Complications (EDIC) Research Group. Effect of intensive diabetes therapy on the progression of diabetic retinopathy in patients with type 1 diabetes: 18 years of follow-up in the DCCT/EDIC[J]. Diabetes, 2015, 64(2):631–642.

5. Diabetes Control and Complications Trial(DCCT) Group. The relationship of glycemic exposure(HbA1c) to the risk of development and progression of retinopathy in the diabetes control and complications trial[J]. Diabetes, 1995, 44(8):968–983.

6. UK Prospective Diabetes Study (UKPDS) Group. Effect of Intensive blood-glucose control with sulphonylureas or insulin compared with conventional treatment and risk of complications in patients with type 2 diabetes(UKPDS 33). Lancet, 1998, 352(9131): 837–853.

7. Holman RR, Paul SK, Bethel MA, et al. 10-year follow-up of intensive glucose control in type 2 diabetes[J]. N Engl J Med, 2008, 359(15):1577–1589.

8. Hemmingsen B, Lund SS, Gluud C, et al. Intensive glycaemic control for patients with type 2 diabetes: systematic review with meta-analysis and trial sequential analysis of randomised clinical trials[J]. BMJ, 2011, 343(7834):1136–1136.

9. Hemmingsen B, Lund SS, Gluud C, et al. Targeting intensive glycaemic control versus targeting conventional glycaemic control for type 2 diabetes mellitus[M]// The Cochrane Library. John Wiley & Sons, Ltd, 2015,1439–1457.

10. The Action to Control Cardiovascular Risk in Diabetes(ACCORD) eye study group. Persisteteffects of intensive Gycemiccontrol on retinopathy in type 2 diabetes in the action to control cardiovascular risk in diabetes follow on study. Diabetes Care,2016 ,39 (7):1089–1100.

11. Chew EY, Davis MD, Danis RP. The effects of medical management on the progression of diabetic retinopathy in persons with type 2 diabetes: The action to control cardiovascular risk in diabetes eye study(ACCORD). Ophthalmology,2014,121(12):2443–2451.

12. Holman RR, Paul SK, Bethel MA, et al. Long-term follow-up after tight control of blood pressure in type 2 diabetes [J]. N Engl J Med, 2008, 359(15):1565–1576.

13. Group UKPDS. Tight Blood Pressure Control and Risk of Macrovascular and Microvascular Complications in Type 2 Diabetes: UKPDS 38[J]. BMJ, 1998, 317(7160): 703–713.

14. Matthews DR, Stratton IM, Aldington SJ, et al. Risks of progression of retinopathy and vision loss related to tight blood pressure control in type 2 diabetes mellitus: UKPDS 69[J]. Arch Ophthalmol, 2004, 122(11):1631–1640.

15. Do DV, Wang X, Vedula SS, et al. Blood pressure control for diabetic retinopathy[J]. The Cochrane database syst rev,2015, 31(1):CD006127.

16. Retnakaran R, Cull CA, Thorne KI, et al. Risk factors for renal dysfunction in type 2 diabetes: U.K. Prospective Diabetes Study 74 [J]. Diabetes, 2006, 55(6):1832–1839.

17. Sivaprasad S, Jackson H. Blood pressure control in type II diabetics with diabetic retinopathy [J]. Eye, 2007, 21(6):708–711.

18. Klein R1, Klein BE, Moss SE, et al. The Wisconsin Epidemiologic Study of Diabetic

Retinopathy: XVII. The 14-year incidence and progression of diabetic retinopathy and associated risk factors in type 1 diabetes. Ophthalmology, 1998, 105:1801-1815.

19. Al-Husainy S, Farmer J, Gibson JM, et al. Is measurement of blood pressure worthwhile in the diabetic eye clinic [J]. Eye, 2005, 19(3):312-316.

20. Kyari F, Tafida A, Sivasubramaniam S, et al. Prevalence and risk factors for diabetes and diabetic retinopathy: results from the Nigeria national blindness and visual impairment survey[J]. BMC Public Health, 2014, 14(1):1299.

21. Diep TM, Tsui I. Risk factors associated with diabetic macular edema[J]. Diabetes Res Clin Pract, 2013, 100(3):298-305.

22. Varma R, Macias GL, Torres M, et al. Biologic risk factors associated with diabetic retinopathy: the Los Angeles Latino Eye Study[J]. Ophthalmology, 2007, 114(7):1332-1340.

23. Benarous R, Sasongko MB, Qureshi S, et al. Differential association of serum lipids with diabetic retinopathy and diabetic macular edema[J]. Invest Ophthalmol Vis Sci, 2011, 52(10):7464-7469.

24. Sasaki M, Kawashima M, Kawasaki R, et al. Association of serum lipids with macular thickness and volume in type 2 diabetes without diabetic macular edema[J]. Invest Ophthalmol Vis Sci, 2014, 55(3):1749-1753.

25. Raman R, Rani PK, Kulothungan V, et al. Influence of serum lipids on clinically significant versus nonclinically significant macular edema: SN-DREAMS Report number 13 [J]. Ophthalmology, 2010, 117(4): 766-772.

26. Sachdev N, Sahni A. Association of systemic risk factors with the severity of retinal hard exudates in a north Indian population with type 2 diabetes[J]. J Postgrad Med, 2010, 56(1):3-6.

27. Group AS, Group AES, Chew EY, et al. Effects of medical therapies on retinopathy progression in type 2 diabetes[J]. N Engl J Med, 2010, 363(3): 233-244.

28. Chew EY, Klein ML, Rd FF, et al. Association of elevated serum lipid levels with retinal hard exudate in diabetic retinopathy. Early Treatment Diabetic Retinopathy Study (ETDRS) Report 22[J]. Arch Ophthalmol, 1996, 114(9):1079-1084.

29. Ucgun NI, Yildirim Z, Kilic N, et al. The Importance of Serum Lipids in Exudative Diabetic Macular Edema in Type 2 Diabetic Patients[J]. Ann N Y Acad Sci, 2007, 1100(1):213-217.

30. Agroiya P, Philip R, Saran S, et al. Association of serum lipids with diabetic retinopathy in type 2 diabetes[J]. Indian J Endocrinol Metab, 2013, 17(1):335-337.

31. Simó R, Hernández C. Prevention and treatment of diabetic retinopathy: evidence from large, randomized trials. The emerging role of fenofibrate[J]. Rev Recent Clin Trials, 2012, 7(1):71–80.

32. Cetin EN, Bulgu Y, Ozdemir S, et al. Association of serum lipid levels with diabetic retinopathy[J]. Int J Ophthalmol, 2013, 6(3):346–349.

33. Lyons TJ, Jenkins AJ, Zheng D, et al. Diabetic retinopathy and serum lipoprotein subclasses in the DCCT/EDIC cohort[J]. Ivest Ophthmal Vis Sci, 2004, 45(3):910–918.

34. Leguizamon G, Trigubo D, Pereira JI, et al. Vascular complications in the diabetic pregnancy[J]. Curr Diab Rep, 2015, 15(4): 22.

35. Group CT. Effect of Pregnancy on Microvascular Complications in the Diabetes Control and Complications Trial[J]. Diabetes Care, 2000, 125(8):1084–1091.

36. Lee JJ, Yang IH, Kuo HK, et al. Serum uric acid concentration is associated with worsening in severity of diabetic retinopathy among type 2 diabetic patients in Taiwan–A 3-year prospective study[J]. Diabetes Res Clin Pract, 2014, 106(2):366–372.

37. Kyun KN, Jin HC, Soo KK, et al. Relationship between the Morphology of Diabetic Macular Edema and Renal Dysfunction in Diabetes[J]. Korean J Ophthalmol, 2013, 27(2):98–102.

38. Najam SS, Sun J, Zhang J, et al. Serum total bilirubin levels and prevalence of diabetic retinopathy in a Chinese population[J]. J Diabetes, 2013, 6(3):221–227.

7. 糖尿病视网膜病变的治疗

糖尿病视网膜病变受全身因素和状态的影响。因此,对于糖尿病视网膜病变的治疗,不仅要关注患者的眼部病变情况,也要关注血糖、血压、血脂等全身情况对糖尿病视网膜病变的影响。

■ 7.1 全身治疗

7.1.1 高血糖控制

经过多年的临床研究,已经证实血糖控制与糖尿病视网膜病变的关系。强化血糖控制可以降低糖尿病视网膜病变进展。

对于 1 型糖尿病患者,在糖尿病控制与并发症研究(DCCT)中[1,2],胰岛素强化治疗可降低糖尿病视网膜病变的发生及进展的风险。该研究对于没有糖尿病视网膜病变的糖尿病患者,进行强化的胰岛素治疗,发现 3 年后发生糖尿病视网膜病变的风险比标准治疗组下降了 75%。在已有糖尿病视网膜病变的患者,如果严格控制血糖,糖尿病视网膜病变进展的比例较标准治疗组下降了 50%。而糖尿病干预与并发症流行病学研究(EDIC)对这些患者进行了进一步随访,发现在疾病早期开始严格控制血糖治疗最为有效。

对于 2 型糖尿病,英国前瞻性糖尿病研究组(UKPDS)[3]进行了长期大样本的研究,对 4209 名 2 型糖尿病患者进行长达 10 年的随访,发现较传统治疗组,强化治疗组患者发生微血管病变的风险降低了 25%。6 年随访后,强化治疗组发生 2 级以上的糖尿病视网膜病变进展的风险低于传统治疗组。尽管强化治疗不能完全预防糖尿病视网膜病变的发生,但会减少发生和进展的风险,从而起到保护视力,减少激光或手术等的干预。

7.1.2　高血压控制

对于糖尿病合并高血压患者,研究表明严格控制血压,能降低糖尿病视网膜病变进展的风险[4]。在 UKPDS 的研究中,将血压控制在 150/85mmHg 以下的患者,较不严格控制的患者,微血管疾病减少了 37%,需要激光治疗的发生率也显著降低,并且视力丧失的风险减少了 50%。所以,对于高血压患者,严格控制血压也十分关键。

7.1.3　高血脂控制

血清胆固醇水平升高伴有视网膜硬性渗出严重程度的增加,且黄斑水肿也与高血脂有关。总胆固醇水平高时,发生视网膜硬性渗出的可能性是基线水平的 2 倍,且视网膜硬性渗出的发生是发生中度视力丧失的危险因素[5,6]。

对于糖尿病视网膜病变的患者,进行降血脂治疗,不仅可以降低心血管疾病的风险,也降低了视力丧失的风险。

总之,强化控制血糖、血压及血脂,可以有效地降低糖尿病视网膜病变进展,降低视力丧失的风险。应该对所有糖尿病患者进行教育,同时通过多种渠道说明严格控制血糖、血压及血脂水平的重要性。预防该病的发生及进展,远比现有的治疗,包括激光、手术等治疗更为可取,且更加经济,应得到广大医护人员和患者的重视。

■ 7.2 眼部治疗方法概述

对于糖尿病视网膜病变的眼部治疗,现有的治疗方法主要包括激光光凝、糖皮质激素、抗 VEGF 药物及手术治疗。

7.2.1 激光光凝

糖尿病视网膜病变作为一种严重的致盲性疾病得到了世界各地的关注。从目前国外大中心的临床研究来看,多项研究[7]表明,治疗糖尿病视网膜病变的有效方式为及时和合理地进行视网膜激光光凝治疗。

激光光凝治疗的原理及目的:视网膜激光光凝通过一定强度的光能量,使视网膜内微血管瘤和扩张的毛细血管闭塞,封闭无血管区,减少视网膜渗出和水肿。视网膜内层氧分压增高,以改善视网膜内层的新陈代谢和氧供给,从而达到减轻水肿,促进病变吸收,促使新生血管消退,减慢病情进展,最终达到稳定视力,减少失明的目的[8]。激光光凝治疗分为全视网膜激光光凝、格栅/局部光凝治疗。

对于激光光凝治疗的适应证,见下文。

具体方法:①全视网膜激光光凝治疗(PRP)。PRP 指激光范围鼻侧距离视乳头≥500μm,颞侧距离黄斑中心≥3 000μm,上下不超过颞侧血管弓 1~3 个光斑直径,一般分 4~6 次完成(图 B–12)。②黄斑格栅光凝、局部光凝治疗。其主要用于治疗黄斑水肿。我国 2014 年糖尿病视网膜病变诊

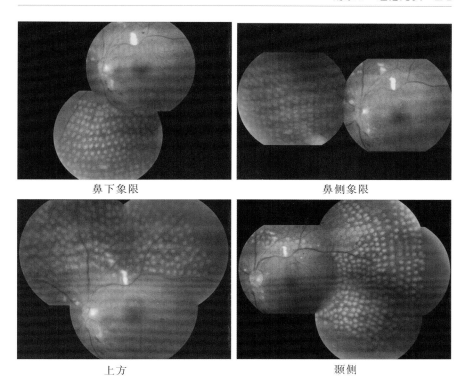

鼻下象限 鼻侧象限

上方 颞侧

图 B-12 左眼全视网膜激光光凝治疗

疗指南指出,对距中心小凹 500~3 000μm 范围内的黄斑水肿区域内的微血管瘤样扩张采用局部光凝治疗;对距中心小凹 500~3 000μm 范围内的黄斑水肿区域内的无灌注区及其周围弥漫渗漏可采用格栅光凝治疗(图B-13 至图 B-15)。

7.2.2 糖皮质激素

曲安奈德(TA)是激素类抗炎药物,它可以减少炎症因子的生成,减少血-视网膜屏障的破坏。玻璃体腔内注射或后 Tenon 囊下注射,可缓解炎症反应及视网膜水肿。玻璃体腔内注射 TA 治疗糖尿病视网膜病变引起的黄斑水肿,随访 6 个月时结果显示黄斑水肿和最佳矫正视力均有明

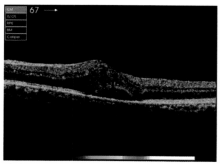

治疗前，OCT 示黄斑区视网膜弥漫性水肿伴神经上皮层与 RPE 层局部分离

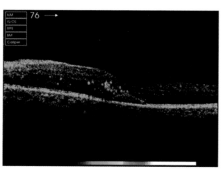

黄斑格栅光凝治疗后 2 周，OCT 示黄斑区视网膜水肿较前好转

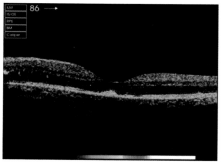

治疗后 50 天，OCT 示黄斑区视网膜水肿基本消失

图 B-13　黄斑格栅光凝治疗

显改善[9-13]。

　　但是，2008 年糖尿病视网膜病变 CR 发表了一项多中心随机对照研究，根据研究结果最终确定格栅/局部光凝治疗比曲安奈德对控制 DME 更有效。2009 年 Gillies[14]发表了曲安奈德治疗的 5 年随机对照研究结果，视力改善 5 个字母以上曲安奈德对比安慰剂在 12 个月时 56%比 26%，曲安奈德组平均改善 5.7 个字母，5 年时为 42%比 32%，两组间无统计学差异，曲安奈德组并未减少再治疗的需求。而地塞米松缓释剂玻璃体腔注射，也被证明对糖尿病性黄斑水肿有一定的疗效。

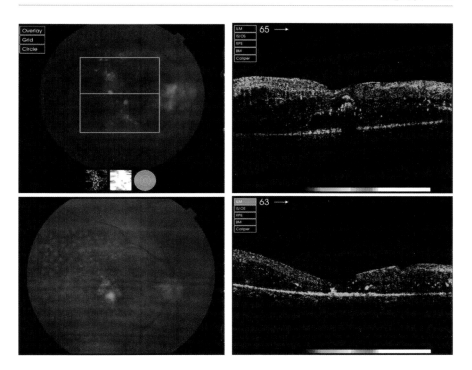

图 B-14 治疗前后,OCT 示黄斑区视网膜弥漫性水肿伴硬性渗出的变化（上行为治疗前,下行为治疗后）

对于糖皮质激素治疗的并发症,可合并多种并发症,主要副作用包括白内障、眼压升高、激素性青光眼[10-12]。而随着抗 VEGF 药物的面世,玻璃体腔注射糖皮质激素并不作为糖尿病性黄斑水肿的首选治疗, 而是作为一种替代治疗方法[15]。

7.2.3 抗 VEGF 药物

VEGF 是参与糖尿病视网膜病变及黄斑水肿生理过程的一个重要因子,缺氧、高血糖的病理条件可能导致 VEGF 上调,进而引起渗漏、新生血管等病理过程。抗 VEGF 药物可诱导新生血管退化以及血管渗出[16],抗 VEGF-A 药物同时还可阻止白细胞在视网膜上聚集,具有抗炎作用[17]。目

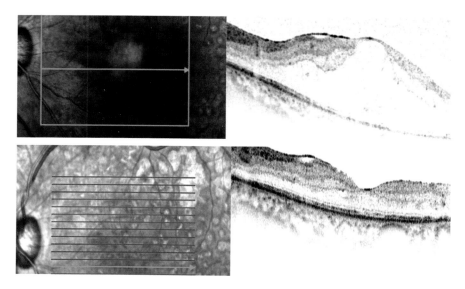

图 B–15　抗 VEGF 联合黄斑区格栅光凝治疗黄斑区水肿(上行为治疗前,下行为治疗后)

前临床常用的 4 种抗 VEGF 药物包括雷珠单抗、贝伐单抗、阿柏西普和康柏西普。目前已有大量证据显示抗 VEGF 药物治疗在糖尿病性黄斑水肿、新生血管及糖尿病相关新生血管性青光眼治疗中的疗效确切[18-24]。

　　玻璃体腔内注射抗 VEGF 药物,已被证明能有效地控制糖尿病性黄斑水肿,改善水肿程度,并提高视力,但往往需要反复注射。而抗 VEGF 治疗,除了能改善黄斑水肿和视力外,最新研究还表明,抗 VEGF 治疗可以控制糖尿病视网膜病变的进展,甚至减轻病情。但这还有待于更大样本的临床研究。

7.2.4　手术治疗

　　玻璃体手术治疗,是针对中晚期增殖性糖尿病视网膜病变的主要方法,能很大程度上改善患者视力,并能防止病变进一步加重甚至致盲。玻璃体手术的主要原理与目的——清除混浊的玻璃体积血;剥除视网膜前新生血管膜和纤维增殖膜以及玻璃体后皮质,解除其对视网膜的牵拉,促使视网膜复位;能及时进行眼内激光光凝治疗,减少视网膜对氧供和营养的需求;清除玻璃体腔内炎症因子及新生血管生长因子,并减缓视网膜的炎症刺激及新生血管生成[25-28]。

■ 7.3 糖尿病视网膜病变的干预指南

以下干预指南,引自《我国糖尿病视网膜病变临床诊疗指南(2014年)》[29]:

(1)非增殖性糖尿病视网膜病变:根据糖尿病视网膜病变的程度以及是否合并黄斑水肿决策是否选行激光光凝治疗。对于未合并黄斑水肿的糖尿病视网膜病变不建议行全视网膜激光光凝(panretinal photocoagulation,PRP)治疗,ET糖尿病视网膜病变 S 研究结果显示,进行早期 PRP 比推迟光凝治疗的更容易进展到中度视力下降。如果 NP 糖尿病视网膜病变合并有临床意义的 DME 进行激光光凝治疗,则可以减少 5 年内视力严重下降的风险,一般先行黄斑局部光凝+推迟的 PRP,即 PRP 只在发生重度 NP 糖尿病视网膜病变或 P 糖尿病视网膜病变时再进行,这种方式是降低中等度视力下降的最有效战略布局。对 NP 糖尿病视网膜病变早期进行 PRP 治疗,则显示出对视力的不利影响和视野缩小。

PRP 的激光强度应使病灶出现轻度灰白色(即 2+~3+反应),通过 2~4 次激光完成,点阵激光可一次完成。激光范围鼻侧距离视乳头≥500μm,颞侧距离黄斑中心≥3000μm,上下不超过颞侧血管弓 1~3 个光斑直径。

PRP 具体方法:①光斑大小(视网膜上)为 200~500μm(如使用 Rodenstock 镜或类似镜子,则氩激光光斑直径为 200μm;如使用三面镜,则为500μm)。②曝光时间:0.1~0.3s。③曝光强度:轻度灰白色(即 2+~3+反应)。④分布:间隔 1~2 个光斑直径。⑤激光次数:1~3 次。⑥鼻侧距离视乳头≥500μm。⑦颞侧距离黄斑中心≥3 000μm。⑧上/下界:不超过颞侧血管弓 1~3 个光斑直径。⑨延伸程度:血管弓开始(黄斑中心 3000μm 以外),至少到赤道。⑩激光斑总数：一般1200~1600。有可能少于1200，如玻璃体积血或无法完成预先计划的PRP。同样，也可能超过1600，如屈光介质混浊导致激光吸收所致的初始治疗困难。⑪波长：绿色，或黄色，或红色。

(2)增殖性糖尿病视网膜病变：如果增殖早期糖尿病视网膜病变不合并黄斑水肿，则可以考虑推迟PRP，直至出现黄斑水肿，根据EDTRS研究报告，不要对不合并黄斑水肿的严重糖尿病视网膜病变(严重视网膜病变指重度NP糖尿病视网膜病变或早期P糖尿病视网膜病变)行PRP，进行了PRP的比推迟光凝治疗更容易进展到中度视力下降。对于合并DME的重度NP糖尿病视网膜病变和早期P糖尿病视网膜病变，进行光凝治疗对比推迟光凝治疗，则5年视力严重下降的风险从6.5%降到3.8%~4.7%。因此，对于合并黄斑水肿的增殖早期糖尿病视网膜病变，可以先进行PRP，如果PRP后仍存在黄斑水肿，则再进行黄斑局部光凝治疗。不建议PRP和黄斑局部光凝治疗同时进行。PRP的目的是破坏视网膜的无灌注区，降低视网膜的缺血反应。对于重度P糖尿病视网膜病变增殖早期，应在能看清眼底时尽快积极地进行PRP。增殖晚期存在纤维血管膜(胶质型P糖尿病视网膜病变)和牵拉性视网膜脱离，建议行玻璃体切割术治疗。

(3)增殖早期视网膜新生血管合并黄斑水肿的治疗：是先进行PRP还是先进行黄斑局部光凝治疗取决于下列思考。对于年轻人的活动性的视网膜新生血管，考虑到新生血管发展迅速，建议先进性周边部PRP，也可考虑与黄斑局部光凝治疗同时进行。PRP可以分几次完成，也可以一次或二次完成，这方面没有I级循证，但是应避免过强、大量的光斑导致治疗后的脉络膜水肿反应。目前使用的点阵扫描激光(pattern scanning lasersystems)不会增加黄斑水肿，不再需要多次完成。

值得指出的是，在上述指南中，PRP可以适当推迟的前提是患者能按时进行随访。眼科医师也需根据临床实际情况适当调整PRP时机，如部分患者无法按时进行随访，可考虑在重度非增殖期或增殖早期进行PRP治疗。

(4)增殖高危期避免PRP：当患者合并严重的玻璃体积血或视网膜前出血，则激光光凝治疗常常不能进行，有些病例可以考虑玻璃体切割手术。

(5)PRP治疗的并发症:激光光凝治疗时可能会有疼痛,可通过球旁或球周麻醉缓解;激光光凝治疗后会有患者出现视物模糊、黄斑水肿等,可球旁注射地塞米松;激光斑过密可导致视野缩小;激光斑过强时可穿透Bruch膜引发脉络膜新生血管膜。

(6)糖尿病视网膜病变的玻璃体手术:增殖性进展性糖尿病视网膜病变的玻璃体手术的适应证为不吸收的玻璃体积血、增殖性糖尿病视网膜病变纤维增殖膜、视网膜前出血、视网膜被牵拉以及牵拉导致的视网膜脱离、牵拉孔源混合性视网膜脱离、玻璃体积血合并白内障、玻璃体积血合并虹膜新生血管等。

■ 7.4　糖尿病性黄斑水肿的干预指南

DME的治疗方法包括激光光凝治疗、抗VEGF治疗和糖皮质激素治疗。根据疾病特征选择适合的单独治疗或联合治疗方法[29]。

7.4.1　DME激光光凝治疗原则

美国ET糖尿病视网膜病变S多中心随机双盲对照研究(1985年)确定了激光光凝治疗的有意义的黄斑水肿,激光的可治疗病变包括两种,分别是视网膜强荧光点(多数是毛细血管瘤样膨出)和渗漏区(包括视网膜无血管区、视网膜内微血管异常、弥漫渗漏的毛细血管床),前者采用局部光凝治疗,后者采用格栅光凝治疗。对于ET糖尿病视网膜病变S研究显示基线在0.5视力以下激光光凝治疗后改善6个字母,在12个月时治疗组与推迟组分别约为45%和13%($P<0.05$),而视力改善15个字母以上不常见(<3%)。2007年糖尿病视网膜病变的临床研究网络组织多中心研究,将这两种方法对263例临床有意义的黄斑水肿患者进行了对比研究,可治疗病变为距中心凹500~3 000μm,采用50μm直径的光斑替代原ET糖尿病视网膜病变S研究的50~200μm光斑, 对视网膜增厚区内的微血

管瘤样扩张进行直接光凝治疗(修改 EDTRS 组),另一组行全黄斑区的弥散格栅光凝治疗(轻微黄斑格栅激光组),光凝参数相同,均为淡灰色光斑。12 个月的结果显示修改 EDTRS 组 23%黄斑厚度恢复正常,黄斑格栅激光组 17%恢复正常。对于视力改善 15 个字母, 在修改 EDTRS 组为 7%,黄斑格栅激光组为 5%。修改 EDTRS 组的局部光凝治疗显示了较好的消除黄斑水肿和改善视力的趋势。对于弥漫性黄斑水肿以及部分不能明确划分到临床有意义的黄斑水肿,激光光凝治疗未显示出有效,通常首选其他治疗方法,如抗 VEGF、眼内应用糖皮质激素或手术治疗。光凝治疗一般在 3~4 个月后再次评估黄斑水肿存在与否。如果存在需激光治疗的病变,则进行再次局部光凝。

7.4.2　DME 激光光凝治疗方法

(1)直接光凝:对距中心小凹 500~3 000μm 范围内的黄斑水肿区域内的微动脉瘤样扩张采用光斑直径 50~100μm,波长最好选择绿或黄,时间 0.1s 或更短,直接对微血管瘤样扩张部(microaneurism)或渗漏区光凝。对于毛细血管瘤样扩张,采用直径>40~50μm 的光斑直接光凝,直至微血管瘤样扩张部变暗,可重复治疗,但不要造成 Bruch 膜断裂,激光斑之间的间隔为激光斑宽度的 2~3 倍。

(2)格栅光凝:对距中心小凹 500~3 000μm 范围内的黄斑水肿区域内的无灌注区及其周围弥漫渗漏可采用格栅光凝,光斑直径<200μm,强度为淡灰色,可以在盘斑束上但距中心小凹 500μm,彼此间隔 1 个光斑直径。

(3)首次治疗区:距离黄斑中心 500~3 000μm 范围内,直接针对视网膜增厚区的微血管瘤进行光凝。

(4)再次治疗区:若侵犯黄斑中心的水肿持续存在,则可在距离黄斑中心 300~500μm 的范围内,对视网膜增厚区的残留微血管瘤进行激光光凝。

7.4.3　DME 的抗 VEGF 治疗和与光凝的联合治疗

VEGF 是参与 DME 病理生理过程的一个重要因子,缺氧、高血糖的病理条件可能导致 VEGF 上调,进而引起渗漏、血管增生等病理过程。目前已有大量证据显示抗 VEGF 治疗在 DME 治疗中的疗效。目前临床上有 4 种抗 VEGF 抑制剂:雷珠单克隆抗体、贝伐单克隆抗体(标签外用药)、阿柏西普、康柏西普。关于雷珠单克隆抗体的一项随机、双盲、多中心Ⅲ期注册研究(RESTORE),其 1 年结果显示雷珠单克隆抗体连续 3 个月每月 1 次给药,之后行 PRN(pro re nata,when necessary)模式给药可提高视力 6.1 个字母, 雷珠单克隆抗体联合激光治疗模式视力提高 5.9 个字母,效果优于单独激光。中国人群参与的 REVEAL 研究结果显示雷珠单克隆抗体和雷珠单克隆抗体与激光联合治疗 12 个月时视力改善达 5.9 和 5.7 个字母,优于激光治疗组(DME 不分水肿类型)($P<0.0001$),改善 15 个字母的比例分别为 18.8% 和 17.8%。一项 eⅢ期临床试验比较了贝伐单克隆抗体单用、贝伐单克隆抗体联用曲安奈德、激光治疗对于 DME 的疗效,各治疗方法平均提高视力为 12.8%、9.5%、10.9%,但差异无统计学意义。

　　抗 VEGF 治疗需要反复注射, 其治疗的模式尚在多项 RCT 中进行探索。建议在以下情况下应进行抗 VEGF 重复治疗。水肿持续威胁或累及黄斑中心,包括以下任一种:OCT 显示中心视网膜厚度(CMT)>250μm,尚未完成激光治疗(针对黄斑水肿区域内仍然存在或新出现毛细血管微血管瘤样膨出),抗 VEGF 治疗后水肿消退再次评估黄斑水肿类型,如果是临床有意义的黄斑水肿,尚存在微血管瘤,建议对微血管瘤进行直接局部光凝治疗。

　　对临床有意义的黄斑水肿的联合治疗,是先行抗 VEGF 或曲安奈德,还是先行激光光凝治疗,目前没有专门设计的临床研究证实。在糖尿病视网膜病变 CR 研究、RESTORE 研究中,采用先行抗 VEGF 或曲安奈德以减少渗出,然后 7 天之内进行局部光凝治疗。

　　对于抗 VEGF 并发症, 雷珠单克隆抗体的安全性已在多个临床研究中得到验证,其最常见的眼部严重不良反应包括眼内炎和眼内压升高,其中眼内炎的发生率很低,而发生眼内压升高的比例与激光治疗相当。在糖尿病视网膜病变 CR.net 2011 年的 2 年研究中,雷珠单克隆抗体+适度激光组治疗眼内压升高的比例为 9%；雷珠单克隆抗体+推迟激光组为 6%，对比激光单独治疗组(8%)差异无统计学意义，激素联合激光组的眼内压明显升高。其中激素治疗组中 28%需要用降眼压治疗，该比例在激光组和雷珠单克隆抗体联合激光组分别为 5%和 3%。

7.4.4 DME 的糖皮质激素玻璃体腔注射治疗

2008 年，糖尿病视网膜病变 CR 发表了一项多中心随机对照研究，88 个中心参与了对非增殖期 DME 的研究，该研究采用修改 ERTRS 的局部光凝治疗，强度采用淡灰色反应，进行直接/格栅光凝治疗(330 例)对比曲安奈德 1 mg(256 例)和 4 mg(254 例)。在无近期 PRP 指征的患者中进行 3 期随机临床试验，比较 3 个治疗组：激光组、曲安奈德 1 mg 组、曲安奈德 4 mg 组，结果显示 4 个月时曲安奈德 4 mg 组的视力改善优于曲安奈德 1 mg 组和激光组，1 年时 3 个组的视力改善无差异，2 年时激光组优于曲安奈德组的视力；对于视力改善≥15 个字母，在 4 个月时，激光组、曲安奈德 1 mg 组、曲安奈德 4 mg 组分别为 7%、5%和 12%；1 年时分别为 14%、10%和 12%；2 年时分别为 20%、15%和 16%。最终确定局部/格栅光凝治疗比曲安奈德对控制 DME 更有效。2009 年 Gillies 发表了关于曲安奈德治疗的 5 年随机对照研究，对于视力改善 5 个字母以上，曲安奈德对比安慰剂在 12 个月时 56%比 26%，曲安奈德组平均改善 5.7 个字母，5 年时为 42%比 32%，两组间无统计学差异，曲安奈德组并未减少再治疗的需求。这项研究强调了曲安奈德治疗仍有空间。

再治疗标准——水肿持续存在，没有获得 5 个以上字母改善，一般再光凝治疗，间隔 4 个月，很少超过 2 次。经过 2 次 TA 治疗，如果视力不改善建议改变治疗方案。

糖皮质激素治疗的并发症——可合并多种并发症，主要副作用包括眼压升高和白内障。临床研究显示白内障以及眼内压升高的比例明显高于空白对照组或激光治疗组。糖尿病视网膜病变 CR.net 研究结果显示，将 4 mg 玻璃体腔曲安奈德(IVTA)组与激光组 3 年的安全性进行比较，在 IVTA 治疗组中,83%的患者接受了白内障摘除手术，而在激光组该比例为 31%。在 4 mg IVTA 组中,有 33%的患者眼内压升高超过 10 mmHg(激光组为 4%),其中 12%的患者接受了降眼压药物治疗(激光组为 3%),5%接受手术干预。

对于糖皮质激素的玻璃体腔注射治疗,应注意监测眼压,发现眼内压升高则给予降眼压药物，一次注药后一般 8 个月时大部分患者的眼内压可恢复,对于眼内压升高而药物不能控制者,可进行选择性小梁激光成形术或其他青光眼手术。

当前的临床试验显示，不含防腐剂的曲安奈德单一治疗随诊 3 年劣效于光凝治疗，曲安奈德联合光凝治疗劣效于雷珠单克隆抗体联合即刻激光或推迟激光。采纳糖皮质激素治疗,要考虑高眼内压和白内障形成的并发症。

7.4.5　DME 的玻璃体切割术治疗

糖尿病视网膜病变 CR 组织的 50 个单位的前瞻性队列研究,入组标准除玻璃体黄斑牵引外,也包括无牵引的黄斑水肿,术中 61%剥除前膜,54%剥除内界膜,40%进行了 PRP,64%术毕玻璃体腔给予糖皮质激素。6 个月时 43%黄斑厚度下降到 250μm 以下,视力改善 ≥10 个字母占 38%。也有 13%~31%的患者术后视力下降。由于手术具有一定的风险,玻璃体切割术一般不作为首选治疗方法，但黄斑前膜和玻璃体黄斑牵引导致的黄斑水肿应考虑玻璃体切割术，无牵引的持续不吸收的黄斑水肿也可以考虑玻璃体切割术,同时要考虑存在视力下降的风险。

参考文献

1. Nathan DM, Genuth S, Lachin J, et al. The effect of intensive treatment of diabetes on the development and progression of long-term complications in insulin-dependent diabetes mellitus. N Engl J Med, 1993, 329(14):977–986.

2. Epidemiology of Diabetes Interventions and Complications Research Group. Retinopathy

and nephropathy in patients with type 1 diabetes four years after a trial of intensive therapy. N Engl J Med, 2000, 342(6):381–389.

3. Lachin JM, Genuth S, Cleary P, et al. Intensive blood-glucose control with sulphony-lureas or insulin compared with conventional treatment and risk of complications in patients with type 2 diabetes (UKPDS 33). Lancet, 1998, 352(9131):837–853.

4. Do DV, Wang X, Vedula SS, et al. Blood pressure control for diabetic retinopathy. Cochrane Database Syst Rev, 2015, Published online 2015 Jan 31.

5. Chew EY, Klein ML, Ferris FL. Association of elevated serum lipid levels with retinal hard exudate in diabetic retinopathy. Early Treatment Diabetic Retinopathy Study (ET-DRS) Report 22. Arch Ophthalmol, 1996, 114(9):1079–1084.

6. Ucgun NI, Yildirim Z, Kilic N, et al. The Importance of Serum Lipids in Exudative Diabetic Macular Edema in Type 2 Diabetic Patients[J]. Ann NY Acad Sci, 2007, 1100(1): 213–217.

7. Rashid A, Muhammad SM, Samad S, et al. Visual outcome of laser treatment in diabetic macular edema: Study from an Urban Diabetes Care Center. Pak J Med Sci,2016, 32 (5): 1229–1233.

8. Jörgensen C1, Bek T1. Increasing oxygen saturation in larger retinal vessels after photo-coagulation for diabetic retinopathy. Invest Ophthalmol Vis Sci, 2014, 55 (8):5365– 5369.

9. Rajvardhan A, Siddarth S, Raj SY, et al. Comparison of intravitreal bevacizumab, intravitreal triamcinolone acetonide, and macular grid augmentation in refractory diffuse diabetic macular edema: A prospective, randomized study[J]. Oman J Ophthalmol, 2012, 5 (3):166–170.

10. Massin P, Audren F, Haouchine B, et al. Intravitreal triamcinolone acetonide for diabetic diffuse macular edema: preliminary results of a prospective controlled trial[J]. Ophthalmology, 2004, 111(2):224–225.

11. Jonas JB, Kreissig I, Söfker A, et al. Intravitreal injection of triamcinolone for diffuse diabetic macular edema[J]. Arch Ophthalmol, 2003, 121(1):57–61.

12. Martidis A, Duker JS, Greenberg PB, et al. Intravitreal triamcinolone for refractory diabetic macular edema[J]. Ophthalmology, 2002, 109(5):920–927.

13. Zemba M, Cucu B, Manole C, et al. Intravitreal triamcinolone acetonide treatment in diabetic macular edema[J]. Ophthalmologia, 2011, 55(4):86–91.

14. Gillies MC1, Simpson JM, Gaston C, et al. Five-year results of a randomized trial with open-label extension of triamcinolone acetonide for refractory diabetic macular edema.

Ophthalmology, 2009, 116(11):2182–7.

15. Demir M, Dirim B, Acar Z, et al. Comparison of the effects of intravitreal bevacizumab and triamcinolone acetonide in the treatment of macular edema secondary to central retinal vein occlusion[J]. Indian J Ophthalmol, 2014, 62(3):279–283.

16. Gunther JB, Altaweel MM. Bevacizumab(Avastin) for the treatment of ocular disease[J]. Survey of Ophthalmol, 2009, 54(3):372–400.

17. Nakao S, Arima M, Ishikawa K, et al. Intravitreal anti-VEGF therapy blocks inflammatory cell infiltration and re-entry into the circulation in retinal angiogenesis [J]. Invest Ophthalmol Vis Sci, 2012, 53(7):4323–4238.

18. Soheilian M, Ramezani A, Obudi A, et al. Randomized trial of intravitreal bevacizumab alone or combined with triamcinolone versus macular photocoagulation in diabetic macular edema[J]. Ophthalmology, 2009, 116(6):1142–1150.

19. Parravano M, Menchini F, Virgili G. Antiangiogenic therapy with anti-vascular endothelial growth factor modalities for diabetic macular edema[J]. The Cochrane Database Syst Rev, 2009, (4): Cd007419.

20. Weigert G, Michels S, Sacu S, et al. Intravitreal bevacizumab(Avastin) therapy versus photodynamic therapy plus intravitreal triamcinolone for neovascular age-related macular degeneration: 6-month results of a prospective, randomised, controlled clinical study.[J]. Br J Ophthalmol, 2008, 92(3):356–360.

21. Ip MS, Scott IU, Brown GC, et al. Anti-vascular endothelial growth factor pharmacotherapy for age-related macular degeneration: a report by the American Academy of Ophthalmology[J]. Ophthalmology, 2008, 115(10):1837–1846.

22. Avery RL, Pearlman J, Pieramici DJ, et al. Intravitreal bevacizumab(Avastin) in the treatment of proliferative diabetic retinopathy[J]. Ophthalmology, 2006, 113(10):1695–1705.

23. Moradian S, Ahmadieh H, Malihi M, et al. Intravitreal bevacizumab in active progressive proliferative diabetic retinopathy[J]. Graefes Arch Clin Exp Ophthalmol, 2008, 246(12):1699–1705.

24. Jorge R, Costa RA, Calucci D, et al. Intravitreal bevacizumab(Avastin) for persistent new vessels in diabetic retinopathy (IBEPE study)[J]. Retina, 2006, 26(9):1006–1013.

25. Yunoki T, Mitarai K, Yanagisawa S, et al. Effects of Vitrectomy on Recurrent Macular Edema due to Branch Retinal Vein Occlusion after Intravitreal Injection of Bevacizumab[J]. J Ophthalmol, 2013, 2013(2):415974.

26. Yan H, Cui JY, Yu J, et al. Reasons for and management of postvitrectomy vitreous

hemorrhage in proliferative diabetic retinopathy[J]. Curr Eye Res, 2010, 35(4):308 – 313.

27. Hershberger VS, Augsburger JJ, Hutchins RK, et al. Fibrovascular ingrowth at sclerotomy sites in vitrectomized diabetic eyes with recurrent vitreous hemorrhage: ultrasound biomicroscopy findings[J]. Ophthalmology, 2004, 111(6):1215-1221.

28. Ford JA, Lois N, Royle P, et al. Current treatments in diabetic macular edema: systematic review and meta-analysis[J]. Bmj Open, 2013, 3(3): e002269.

29. 中华医学会眼科学会眼底病学组. 我国糖尿病视网膜病变临床诊疗指南 (2014 年)[J]. 中华眼科杂志, 2014, 50(11):851–865.

附录 C

糖尿病保健知识

糖尿病患者在控制血糖的同时,保持合理营养、戒烟限酒、保持心身健康和适宜的体育活动,可减少糖尿病视网膜病变的危险因素,并做到早发现、早诊断、早治疗,有利于减少并发症的发生,缓解病情的进展,提高生存质量。

1. 防眼病,控制血糖是关键

严格控制血糖是防治糖尿病视网膜病变的根本措施。对于糖尿病患者,如果血糖控制不好,将有 80% 以上的患者在患病 20 年后发生糖尿病视网膜病变,而控制良好的患者只有 10% 左右出现糖尿病视网膜病变。因此,血糖控制可延缓糖尿病视网膜病变的出现和进行。

所以,我国学者结合国内外的实际经验,提出了糖尿病"五套马车"的综合治疗原则,即饮食治疗、运动治疗、糖尿病的教育与心理治疗、药物治疗和病情监测。首先通过合理饮食、适当的运动,如果上述措施血糖控制不理想,配合常规的降糖药等综合运用,将血糖控制在正常范围内。其中饮食治疗对糖尿病控制最为重要。对新诊断的糖尿病患者,一般先用饮食治疗,在用单纯饮食治疗 1~2 个月效果不佳时,才考虑选用口服降糖药,或选用胰岛素。只要认真执行这五条原则,良好控制患者病情,就可推迟或避免急性或慢性并发症的发生和发展。如果药物治疗,则确保按剂量准确准时服药,无论是低血糖还是高血糖,经常监控血糖水平都是保持健康和提高生活质量的一大关键。糖尿病患者要在医生指导下按时监测血糖,并根据血糖值在医生指导下适度调节胰岛素水平。无论使用降糖药还是胰岛素,剂量都必须在医生指导下才能调整,不可擅自盲目改变药物剂量,由此才能准确控制血糖。

■ 1.1 合理膳食

糖尿病是常见的慢性疾病,目前不能根治。但现已有充分的证据证明,综合治疗以达到成功控制血糖的方法,在减少微血管和神经系统的合并症方面(如糖尿病视网膜病变)发挥了主要作用。

饮食调控是糖尿病视网膜病变最基本的治疗方法,必须长期坚持下去。

1.1.1 合理控制总热能

合理控制总热能摄入量是糖尿病饮食调控的总原则,以下各项原则都必须以此为前提。

体重是检验总热能摄入量是否合理控制的简便有效的指标,建议每周称 1 次体重,并根据体重不断调整食物摄入量和运动量。肥胖者应逐渐减少能量摄入并注意增加运动,消瘦者应适当增加能量摄入,直至实际体重略低于或达到理想体重。

糖尿病患者每天摄入的热能多在 1000~2600kcal,约占同类人群 RDA 的 80%左右。应根据个人身高、体重、年龄、劳动强度,并结合病情和营养状况确定每日热能供给量。年龄超过 50 岁者,每增加 10 岁,比规定值酌情减少 10%左右。

1.1.2 控制脂肪和胆固醇的摄入

心脑血管疾病及高脂血症是糖尿病常见的并发症,因此对于糖尿病患者的饮食,应注意控制脂肪和胆固醇的摄入。每天脂肪供能占总热能的比例应不高于 30%。每天植物油用量宜 20g 左右,一般建议饱和脂肪酸、单不饱和脂肪酸和多不饱和脂肪酸之间的比例为 1:1:1,每天胆固醇摄入量在 300mg 以下,而高胆固醇血症患者应限制在 200mg 以下。

1.1.3 增加可溶性膳食纤维的摄入

可选用高纤维膳食,建议每日膳食纤维供给量约为 40g。可溶性膳食纤维具有降低血糖、血脂及改善葡萄糖耐量的功效,主张多用,有降血糖的功效。含可溶性膳食纤维较多的食物有魔芋精粉、整粒豆、燕麦麸、香蕉、杏等,其中玉米和大麦的可溶性膳食纤维含量高于稻米。

1.1.4 选用高分子碳水化物合

碳水化合物供能应占总热能的 60% 左右,一般轻劳动强度的成人每天碳水化合物摄入量为 150~300g(相当于主食 200~400g)。如果低于 100g,可能发生酮症酸中毒。最好选用糖吸收较慢的谷类淀粉,如玉米、荞麦、燕麦、莜麦、红薯等。另外,限制小分子糖(如蔗糖、葡萄糖等)的摄入 。

1.1.5 选用优质蛋白质

多选用大豆、兔、鱼、禽、瘦肉等食物,优质蛋白质至少占 1/3。蛋白质提供的热能可占总热能的 10%~20%,总热能偏低的膳食蛋白质比例应适当提高。伴肝、肾疾患时蛋白质摄入量应降低,此时特别要注意保证优质蛋白质的供给。

1.1.6 丰富的维生素

多吃水果和蔬菜,适当多吃粗粮,以保证充足维生素和各种矿物质的摄入。补充 B 族维生素可改善神经症状,而充足的维生素 C 可改善微血管循环。富含维生素 C 的食物有猕猴桃、柑、橙、柚、草莓、鲜枣等,可在两餐之间食用。如果摄入甜水果或水果用量较大时,要注意替代部分主食,血糖控制不好者要慎用。

1.1.7 丰富的无机盐

在无机盐中,铬、锌、钙尤其受到关注,因为三价铬是葡萄糖耐量因子的组成部分,而锌是胰岛素的组成部分,补钙对预防骨质疏松症有益。

1.1.8 合理进餐制度

糖尿病患者的进餐时间很重要,要定时、定量。如果两餐间隔时间太长,则容易出现低血糖。一天可安排 3~6 餐,餐次增多时可从正餐中抽出一小部分食物作为加餐用。餐次及其热能分配比例可根据饮食、血糖及活动情况决定,早餐食欲好、空腹血糖正常、上午活动量较大者可增大早餐热能比例。早、午、晚三餐的比例可各占 1/3,也可为 1/5、2/5、2/5 或其他比例。

■ 1.2 适宜运动指导

1.2.1 规律运动的作用

规律运动可促进血液循环;有助于 Ⅱ 型糖尿病患者减轻体重;提高对胰岛素的敏感性,减轻胰岛素抵抗;改善血糖代谢;降低 Ⅰ 型糖尿病患者的胰岛素用量;使低密度脂蛋白和三酰甘油降低,而高密度脂蛋白提高;减少血小板凝集因子;降低血栓形成的机会;减少心血管疾病的发病率;改善心肺功能,促进全身代谢;增加肌肉的力量和灵活性;使慢性患者自我感觉健康有活力。

1.2.2 运动对体内能量代谢的影响

运动可以加强肌肉细胞对能量的运用。运动开始阶段,细胞的能量主要来自肌糖原和循环中的葡萄糖。15 分之后,人体开始利用肝糖原以及氨基酸所产生的糖。运动 30 分后,脂肪酸成为主要的能源。

1.2.3　运动前准备

运动前后应检查运动前后血糖水平、足部、关节、心电图或运动试验、眼底、尿常规等内容。另外,排除潜在疾病或损伤;了解由运动不当造成损伤而形成的并发症;减少危险因素以确保安全。

1.2.4　运动的形式

适宜进行永恒、有序、有度的有氧运动形式,如步行、慢跑、游泳、爬楼梯、骑自行车、打球、打太极拳等。永恒是指坚持每周 3~5 次,不少于 3 次,每次 15~30min 的运动;有序是要循序渐进,由轻度到中度,再逐渐过渡到强度;有度是掌握一定的运动量,中等强度运动量的计算法是运动时每分钟脉搏次数=170-年龄。

1.2.5　注意事项

进行高强度的运动应在运动前后测量血糖,血糖低应加餐后再运动;餐后 0.5~lh 开始运动;血糖过高时应暂不运动;运动时衣裤、鞋袜要舒适合体;运动后检查皮肤、足部、关节;同时尽量避免高强度运动;有合并症者应与医生协商制订合理的运动计划,且应运动前后测量脉搏并记录。

2. 防眼病,血压和血脂控制也重要

防眼病的同时,注意血脂、血压、蛋白尿等全身情况。在控制血糖基础上,还要调节血脂在正常范围。肥胖、高胆固醇、高甘油三酯、高低密度脂蛋白、低高密度脂蛋白以及高酮型半胱氨酸等与动脉粥样硬化的发生、进展有密切关系,因此调整体重对控制血糖、预防糖尿病血管病变有着重要意义。糖尿病伴有高血压时,一般需加服降血压药以控制血压在 130/80mmHg 以下。

3. 防眼病，眼科检查要定期

无论糖尿病患者有无视力改变，均应接受定期的眼部检查。1 型糖尿病患者在糖尿病发病后 3~5 年内应该由眼科医生进行全面眼科检查。新诊断的 2 型糖尿病患者应尽快由眼科医生进行初次散瞳后的全面眼科检查。对于血糖控制稳定的患者，每半年散瞳检查 1 次眼底；对于血糖控制不稳定的患者，则 3 个月检查 1 次。对于眼部有手术史（白内障手术、青光眼手术、玻璃体切割手术等）及眼底已有病变的糖尿病患者，眼部检查的间隔时间应缩短或遵医嘱复查。

另外，对于患有糖尿病的妇女，应在计划怀孕前 12 个月内到医院检查眼底，并了解糖尿病视网膜病变发生或发展的危险性。一旦妊娠，应在妊娠的前 3 个月进行全面的眼科检查，且妊娠期密切随访。

4. 防眼病，戒烟限酒不能忘

抽烟会造成动脉硬化，导致血管供血不足，加重糖尿病视网膜病变，建议患者戒烟。对有饮酒习惯的患者，劝解其小量饮酒（每日酒精量宜小于 15g）或戒酒，孕妇不能饮酒。

5. 防眼病，要建立良好的生活方式

做到有规律的生活，保证足够睡眠时间，冬季室内温湿度适宜，预防感冒，防治感染。在充分尊重患者生活习惯的前提下，与患者及其家属协商并征得其同意，制订逐步改变患者不良生活习惯的实施计划与具体措施。

6. 保持心理健康

　　糖尿病视网膜病变具有病程长、影响患者生活质量等特点,这给患者造成了很多心理障碍,如紧张、焦虑、恐惧、抑郁、沮丧甚至绝望等,这些心理因素可加重病情,不利于糖尿病的控制。

　　因此,社区护士应对患者进行心理指导。通过组织社区文化娱乐活动,增进邻里及朋友社区交流以调整心态,并让患者宣泄不良情绪,舒畅心情;鼓励患者短途旅游以调剂精神;培养广泛的兴趣爱好,如听音乐、练书法、绘画、栽花、养鸟等,从而使患者保持积极、稳定、愉悦的心境,有利于糖尿病的控制和康复。

7. 其他

　　治眼病的同时,在建立正确、有规律的糖尿病饮食的同时,还应定期进行眼底、心电图、肾脏及神经系统、足部等检查,以便早期发现并发症、早期治疗。

8. 糖尿病视网膜病变的中医食疗

8.1　食疗主食举例

8.1.1　枸杞叶粥

　　用鲜枸杞叶 100g 洗净,加水 300mL,煮至 200mL 去叶,入糯米 50g,

再加水 300mL,煮成稀粥,早晚餐温热食。补虚益精,清热明目。可辅治糖尿病视网膜病变、虚劳发热、头晕目赤、夜盲症。

8.1.2 地黄粥

用新鲜生地 150g,洗净捣烂,用纱布挤汁备用,南粳米 50g,冰糖适量,同入砂锅内加水 500mL,煮成稠粥后,将生地汁兑入,改文火,再煮一沸即可。每日 2~3 次,稍温食。可以清热凉血,养阴生津。辅治糖尿病、糖尿病视网膜病变,以及热病伤津所致的烦躁口渴、舌红口干、虚劳骨蒸,血热所致的眼底出血、吐血、衄血、崩漏及津亏便秘等。服用本粥时,忌吃葱白、韭菜、薤白及萝卜。另外,本粥不宜长期食用。

8.1.3 兔肉馄饨

将兔肉 100g,洗净剁成肉末,放入鸡蛋 1 只,加豆粉、味精、盐、葱等调匀,按常法包成馄饨。正餐食用。可以补中益气,凉血解毒,治糖尿病视网膜病变的眼底出血、胃热呕吐、便血等。

■ 8.2 食疗饮品举例

8.2.1 藕汁饮

将新鲜嫩藕 1 节洗净,捣烂榨取汁,适量饮用,连服 7~10 天。可以清热生津,凉血散瘀。对糖尿病视网膜病变眼内反复出血而积血难散者尤为适宜。

8.2.2 生地饮

鲜生地 250g,三七粉 10g。将生地洗净,捣烂如泥,榨取汁,加入三七粉和匀顿服。每日 1 次,连服 7~10 天。可以凉血止血,和血散血,更是治疗阴虚火旺、眼底出血之佳品。

■ 8.3　食疗菜肴举例

8.3.1　糖醋元参鸭

将鲜藕 1 节洗净,切成小薄片,鸭子 1 只去毛及内脏,煮熟捞出切块,元参 50g 和藕炒至七成熟时合入鸭肉,放入糖醋等调料适量。每日 1 次,连服 7~10 天。可凉血止血,散瘀明目,是糖尿病视网膜病变患者之佐食佳品。

8.3.2　炒木须肉

黑木耳 10g 和黄花菜 10g,用温水浸泡开,洗净,木耳撕成小块,黄花菜切成小段,鸡蛋一个打匀,瘦猪肉 30g 切成小薄片。先炒鸡蛋取出,再用爆火将猪肉煸熟取出,然后将木耳和黄花菜煸炒后,加入鸡蛋、肉片、调料,同炒即成。可以养血滋阴,凉血止血。适用于糖尿病视网膜病变(属阴液不足,虚火上炎证,可见眼内出血、口咽干燥、目涩等症)。

8.3.3　香菇烧豆腐

将嫩豆腐 250g 洗净,切成小块,香菇 100g 洗净,与豆腐同入砂锅中,放人适量盐和清水,中火煮沸,改文火炖 15 分钟,加入酱油、味精,淋上香油即可食用。适量服食,不宜过热。可以清热益胃,活血益气。

索 引